LES
MICROBES

LES MIASMES ET LES SEPTICÉMIES

ÉTUDE

DES DOCTRINES PANSPERMISTES

au point de vue

DE LA PATHOLOGIE GÉNÉRALE ET DE LA CLINIQUE

PAR

LE DOCTEUR L. D'ARDENNE

Lauréat de l'Académie de Médecine
Membre résidant de la Société de Médecine de Toulouse,
Lauréat et membre de la Société française d'hygiène,
Lauréat et membre correspondant de la Société protectrice de
l'enfance de Marseille, etc.

**Ouvrage couronné par la Société de Médecine
de Toulouse**

(Grand Prix Jules Naudin 1881).

*Absconditus semper, etiam parvulus,
formidandus hostis.*

———+*+———

PARIS

LIBRAIRIE J.-B. BAILLIÈRE ET FILS

RUE HAUTEFEUILLE, 19

Près le boulevard Saint-Germain.

1882

A M. PASTEUR

MEMBRE DE L'INSTITUT

En créant une doctrine qui a déjà bouleversé la Pathologie générale et la Clinique, vous avez fait sortir la pathogénie des maladies infectieuses du domaine de l'hypothèse et banni l'empirisme de leur traitement.

Et cependant la théorie des germes trouve encore des contradicteurs. Mais la faute n'est pas seulement à l'obstination et à l'esprit de système. Beaucoup restent indifférents ou prêtent à la légère leur appui à vos adversaires parce qu'ils ne sont pas initiés. Il n'existe, en effet, aucun Traité concis où les néophytes puissent s'éclairer aisément.

Je ne me dissimule pas combien il est difficile de combler cette lacune. Cependant j'ai dirigé mes efforts de ce côté, non sans doute avec l'espoir d'atteindre le but, mais avec le désir de tracer une voie où d'autres pourront marcher plus sûrement.

Veuillez agréer, cher Maître, ce faible hommage du plus humble mais du plus sincère de vos admirateurs.

LES

MICROBES

LES MIASMES ET LES SEPTICÉMIES

ÉTUDE

DES DOCTRINES PANSPERMISTES

au point de vue

DE LA PATHOLOGIE GÉNÉRALE ET DE LA CLINIQUE

PAR

LE DOCTEUR L. D'ARDENNE

Lauréat de l'Académie de Médecine
Membre résidant de la Société de Médecine de Toulouse,
Lauréat et membre de la Société française d'hygiène,
Lauréat et membre correspondant de la Société protectrice de
l'enfance de Marseille, etc.

**Ouvrage couronné par la Société de Médecine
de Toulouse**
(Grand Prix Jules Naudin 1881).

*Absconditus semper, etiam parvulus,
formidandus hostis.*

Prix : 4 francs.

PARIS

LIBRAIRIE J.-B. BAILLIÈRE ET FILS

RUE HAUTEFEUILLE, 19

Près le boulevard Saint-Germain.

1882

AVANT-PROPOS

La puissance destructive des infiniment petits a
été soupçonnée de tout temps. Dans l'antiquité et
pendant toute la durée du moyen-âge, on croyait
généralement que les putréfactions étaient accompagnées de la production d'une grande quantité d'animalcules ; mais on supposait que cette génération
s'opère spontanément aux dépens de la substance
même du corps en putréfaction. Une maxime célèbre
traduisait cette croyance :

Corruptio unius est generatio alterius.

Cette conception erronée du phénomène complexe
connu sous le nom de putréfaction n'a pas résisté
aux découvertes modernes, et il est bien acquis
aujourd'hui qu'aucun être vivant ne peut échapper
aux lois générales de la reproduction, en dépit des
efforts tentés en sens contraire par quelques savants
contemporains. Il n'a pas moins fallu cependant que
les découvertes de M. Pasteur sur la fermentation
pour empêcher M. Robin et ses adeptes de reproduire
presque identiquement cette vieille erreur, en sou-
tenant que le développement des microbes est lié à
certaines modifications *spontanées* de la matière organisée privée de vie.

Il est bien établi, à l'heure actuelle, que tous les êtres vivants, animaux ou végétaux, doivent leur existence au développement d'un germe préexistant. Il s'en faut cependant que les lois qui président à la vie et à la reproduction soient aussi connues pour chacune des espèces qui composent la série des êtres vivants qu'elles le sont pour les espèces supérieures. Des quantités incalculables d'êtres microscopiques vivent dans l'air, au milieu des eaux, à la surface et jusque dans la profondeur de certains corps solides, et engendrent d'innombrables germes. Transportés en mille endroits divers par les courants atmosphériques, charriés par les eaux, ces germes sont partout visibles, grâce au microscope. Mais leur développement n'est possible que dans certains milieux spéciaux. Qu'ils s'y trouvent transportés tout-à-coup, et on les voit aussitôt se métamorphoser et se reproduire avec une merveilleuse activité.

Leur développement, dans ces conditions, peut-il s'effectuer sans qu'une modification plus ou moins sérieuse soit apportée au milieu dans lequel il se produit? Evidemment non. De même que le fœtus emprunte au sang maternel les éléments de sa nutrition, de même les germes prennent à leur milieu les éléments qui doivent servir à leur accroissement. Si ce milieu est un être vivant, et que les germes qui l'ont envahi soient en quantité considérable, il est aisé de concevoir qu'ils pourront apporter tout de suite un trouble dans sa santé.

A priori, on est donc fondé à admettre que certaines maladies n'ont pas d'autre cause que la multiplication des germes dont quelque partie de l'organisme constitue le milieu favorable à leur développement. Mais une semblable théorie ne saurait être admise sans preuves. Il suffit d'avoir suivi les discussions orageuses qu'elle a soulevées dans ces derniers temps au sein de nos sociétés savantes pour se convaincre du bouleversement que son admission définitive est destinée à produire dans les doctrines médicales. On ne peut expliquer autrement l'acharnement que les savants les plus éminents mettent à la soutenir ou à la combattre.

Quelle que doive être l'issue de la lutte à outrance qui s'est engagée sur ce point, elle soulève des questions de doctrine et de pratique trop intéressantes pour que le public médical puisse en suivre les diverses phases d'un œil indifférent. Chacun de nous a senti tout de suite l'importance qu'il y aurait à pouvoir préciser enfin les causes, jusqu'ici mystérieuses, d'une classe très-importante de maladies, causes que l'on était réduit à désigner sous les noms tout-à-fait vagues de *miasmes*, *effluves*, etc.

Les êtres vivants, dont la tendance à se reproduire serait pour ainsi dire illimitée s'ils n'étaient dans la nécessité de se nourrir pour subsister, n'ont à leur disposition qu'une certaine quantité *limitée* de matière nutritive. De là une concurrence forcée entraînant une lutte incessante dans laquelle les plus faibles ou les moins intelligents succombent fatalement. Ne pas se laisser dévorer par les autres et les dévorer; voilà le problème. Dans cette *lutte pour l'existence* que tout être vivant doit soutenir contre tant d'éléments divers, trop fréquemment inconnus dans leur essence même, l'homme trouve heureusement dans les ressources de son incomparable intelligence des armes terribles qui font le plus souvent tourner à son profit cette inflexible *loi du plus fort* dont l'insensible nature semble avoir fait la base du code de la vie.

Supérieur au plus grand nombre par la force, à tous par l'intelligence, il a étendu son domaine à toute la surface du globe terrestre, planté sa tente d'un pôle à l'autre, sondé les mers, exploré l'atmosphère, assujetti aux usages domestiques d'énormes animaux dont il fait ensuite sa nourriture, repoussé les fauves au fond des déserts, sur les glaces polaires ou sur les sommets inhabités des hautes montagnes. Comme les animaux, les végétaux ont dû subir sa domination : attaquées par le feu et par le fer, d'immenses forêts ont fait place aux champs fertiles, aux prairies luxuriantes, aux jardins semés de plantes utiles ou complantés d'arbres d'agrément. De la flore exubérante des forêts vierges primitives, le Maitre n'a gardé que les espèces capables de servir à élever ses maisons, à le nourrir ou à charmer ses yeux.

Ensuite, contemplant son ouvrage avec un légitime orgueil, fier de sa puissance incontestable, il s'est proclamé le *roi de la nature*.

Il s'en faut cependant que ce titre soit entièrement justifié. En dépit des immenses résultats acquis, la victoire de l'homme n'est pas complète. Il n'a ainsi courbé sous sa loi que les espèces visibles à l'œil nu; et lorsqu'il a pu, grâce aux progrès des sciences physiques, plonger son regard avide jusque dans les profondeurs du monde invisible, il a été stupéfié des découvertes qu'il y a faites. L'activité inouïe des êtres innombrables dont le microscope lui a permis d'apprécier le rôle dans le mouvement de transformation incessante que subit la matière organisée, l'a rempli d'admiration et bientôt de terreur, lorsqu'il a cru deviner que ces myriades de microzoaires ne se bornent pas à favoriser la décomposition des cadavres animaux et végétaux pour en jeter de nouveau les matériaux dans le tourbillon organique, mais qu'ils semblent souvent pénétrer jusque dans les corps vivants et y produire des désordres susceptibles d'entraîner la maladie et la mort.

Est-il vrai qu'un certain nombre de maladies reconnaissent pour cause l'invasion de certains germes ou de diverses espèces d'animalcules, généralement désignés aujourd'hui sous le nom de *microbes?* Telle est la question brûlante qui, bien que vivement éclairée déjà sur certains points par les belles découvertes des Pasteur, Tyndall, Davaine, etc., etc., est encore environnée de trop d'obscurités pour qu'il soit possible de l'élever à la hauteur des théories tout-à-fait irréfutables. Néanmoins, on a déjà fait assez de chemin pour que d'importantes modifications théoriques et surtout pratiques aient été apportées aux errements antérieurs. Sans doute les anciennes données de la Pathologie générale trouvent encore d'éminents défenseurs, de même que quelques praticiens d'un très-grand mérite et des hygiénistes consommés repoussent les pratiques basées sur la conception du rôle des microbes dans toute une classe de maladies. Mais il n'en est pas moins vrai que la théorie naissante tend de jour en jour à gagner du terrain et que certains résultats incontestables justifient les espérances qu'elle a fait naître.

La question, telle que je me la suis posée, embrasse dans leur ensemble les résultats acquis à ce sujet, tant en pathologie générale qu'en clinique.

Ce n'est pas une besogne facile que de démêler le vrai du faux dans l'imbroglio d'opinions différentes émises à ce sujet. Je ne puis d'ailleurs me dissimuler combien mes forces sont insuffisantes en face d'un problème hérissé de tant de difficultés. Loin de moi, par conséquent, l'espoir de le résoudre à fond. Comment s'attendre, en fin de compte, à faire le jour sur un point de doctrine si ardu que les Maîtres de la science y perdent parfois eux-mêmes leur lucidité habituelle, ainsi que le prouve la spirituelle boutade de M. Roger, président de l'Académie de Médecine, qui, pour mettre fin à une séance des plus orageuses, s'écriait récemment : « La question étant assez obscurcie, je lève la séance. » (1).

Aussi n'ai-je entrepris ce travail qu'avec l'intention formellement arrêtée de suivre les champions pas à pas dans le tournoi scientifique qu'ils ont engagé, et de ne faire ressortir que les résultats des expériences sérieuses et des interprétations logiques acquises au débat.

C'est ainsi que j'ai compris ma tâche. Réduite à ces limites, elle est encore assez ardue pour que je n'ose l'aborder qu'avec hésitation.

---

(1) Séance du 18 septembre 1879.

CHAPITRE I

§ I

Limites du sujet.

Commençons par limiter le champ de cette étude. Je crois qu'il existe encore du doute, à ce sujet, dans l'esprit d'un très-grand nombre de médecins.

Où commence et où finit la médecine des germes ? — Sans doute, dans l'état actuel de la science, il est impossible de répondre à cette question d'une manière tout-à-fait catégorique. Mais on peut d'ores et déjà formuler des notions générales qui admettent dans le cadre nosologique en question tout l'acquis du présent, sans préjudice des découvertes futures.

Je dirai donc qu'on doit comprendre dans la

Médecine des germes toutes les maladies *infectieuses* de nature parasitaire.

On a donné le nom de maladies *infectieuses* parasitaires ou *septicémiques* au groupe de maladies infectieuses dont les agents actifs ne sont autres que divers microbes ou leurs germes, et celui de *désinfectants* ou *antiseptiques* aux agents thérapeutiques employés pour les combattre. Toutefois on emploie encore couramment d'autres termes, tels que : *parasites*, *ferments*, *parasiticides*, *fermenticides*, qui entraînent une certaine confusion dans les mots, et, par suite, dans les idées ; confusion qui rend difficile, au début, la compréhension exacte de certaines descriptions. Il faut en être bien prévenu lorsqu'on commence à jeter les yeux dans le chaos de la réforme qui tend à s'établir.

Depuis les belles découvertes de M. Pasteur, on considère généralement l'action des divers agents septiques comme analogue à celle des ferments.

Dès 1861, M. Pasteur disait : « L'acte chimique de la fermentation est essentiellement un phénomène corrélatif d'un acte vital, commençant et s'arrêtant avec ce dernier ; il n'y a jamais fermentation alcoolique proprement dite, sans qu'il y ait simultanément organisation, développement, multiplication de globules ou vie poursuivie, continuée de globules déjà formés.... *la fermentation proprement dite est la vie sans gaz oxygène libre.* »

Je crois devoir ajouter quelques explications à cet égard. Le mot *fermentation*, tel qu'on l'entend généralement, sert à désigner deux choses bien distinctes. La première embrasse toute la série de décompositions ou d'altérations que certains animaux ou végétaux organisés sont susceptibles de produire dans les liquides, et la seconde les décompositions ou altérations que certaines matières organiques *non vivantes* (diastase, amygdaline, etc.) font subir à certains liquides. Or, des différences essentielles séparent ces deux ordres d'agents. Ces différences consistent surtout en ce que les ferments vivants, contrairement aux ferments inanimés, se multiplient au sein même des fermentations qu'ils engendrent, et en ce qu'ils peuvent être anéantis par certaines substances en présence desquelles ils cessent de pouvoir vivre.

Il serait peut-être utile, par conséquent, de séparer les ferments vivants des autres d'une façon plus catégorique qu'en se contentant de leur donner des noms différents. Quoi qu'il en soit, chaque fois que le mot ferment sortira de ma plume, il ne se rapportera qu'aux agents de décomposition *vivants*, les ferments *diasta-siques* ou *chimiques* n'ayant rien de commun avec le sujet de cette étude.

Le résultat de l'action de certains ferments vivants sur la matière organisée privée de vie, est ce qu'on nomme la *putréfaction*. On est en droit, d'après cela, d'assimiler la putréfaction aux fermentations. La putréfaction ne serait pas autre chose que la fermentation de la matière organisée, se traduisant par une lente destruction de cette matière, par sa transformation en produits plus simples,'plus rapprochés de la matière inorganique et par le dégagement de divers gaz extrêmement fétides.

Et les ferments eux-mêmes (qui sont évidemment constitués de matière organique), comment se détruisent-ils? Autrement dit, quels sont les ferments des ferments? — Telle est l'objection posée à M. Pasteur par M. Bouillaud. M. Pasteur y a répondu en prouvant que les organismes-ferments jouent vis-à-vis les uns des autres le rôle de ferments; et il a choisi l'exemple de la levure de bière : « Comment se détruit-elle? De deux manières : elle se détruit par des ferments aérobies et par des ferments anaérobies, les vibrions. Il se passe donc là deux ordres distincts de phénomènes, les uns qui ont lieu au contact de l'air; les autres qui ont lieu à l'abri de l'air. On voit donc que le premier ferment levure est détruit lui-même dans tous ses éléments par un second ferment, le vibrion. » (1).

Ce travail de fermentation, pour l'école de M. Pasteur, se fait en deux périodes ou phases bien distinctes : si on la considère dans le cas d'un liquide putrescible contenu dans un vase clos, il se développe d'abord des microbes *aérobies* dont le rôle consiste à consommer l'oxygène, et qui forment une sorte de couche gélatineuse à la surface du liquide jusqu'à ce que, l'oxygène étant épuisé, ils tombent au fond du vase, cédant la place à une nouvelle génération de microbes *anaérobies* qui ont pour mission d'achever la transformation de la matière putrescible et de produire ce que d'autres appellent la véritable putréfaction.

Les choses ne se passent pas différemment si le phénomène se produit au contact de l'air; seulement la croûte superficielle formée par les microbes aérobies, au lieu de tomber au fond du vase, prend une épaisseur de plus en plus considérable, l'oxygène de l'air ne lui manquant pas lorsque celui de l'eau est entièrement consommé. Cette croûte acquiert ainsi une con-

---

(1) Séance de l'Acad. de Méd. du 25 mars 1875.

sistance suffisante pour être imperméable et permettre aux microbes anaérobies, qui se forment ensuite, de vivre au sein du liquide désoxygéné et d'y achever la transformation de la matière putrescible, comme dans le premier cas.

Ces deux phases correspondent exactement, sauf l'interprétation des faits, aux deux périodes admises par M. Robin; la première se réduisant, pour ce physiologiste, à une simple transformation *isomérique* de la matière putrescible, dont la manifestation dynamique est la virulence; la seconde aboutissant à la transformation complète de cette matière, et caractérisée par la *putridité*. Mais l'agent actif de la putréfaction n'étant autre que la matière azotée elle-même modifiée isomériquement, l'apparition des microbes, selon ce savant, ne serait en réalité qu'un simple épiphénomène. — C'est la négation de la médecine des germes ou des microbes-ferments.

§ II

Notions générales sur les microbes.

Le mot *microbe*, proposé par M. Sédillot pour désigner d'une manière générale les protoorganismes septogènes, est des plus heureux ; aussi est-il généralement adopté aujourd'hui.

Il est actuellement impossible d'en donner une classification exacte, malgré les savantes recherches de MM. Pasteur, Davaine et Hallier, Billroth, Cohn, etc. En effet, situés à la limite du pouvoir grossissant des meilleurs microscopes, les microbes sont, on peut le dire, les plus petits des êtres microscopiques. On conçoit donc combien il est difficile de se prononcer nettement, je ne dirai pas seulement sur leur anatomie et sur leur physiologie, mais même quelquefois sur leur nature animale ou végétale.

Et cependant le microbe est l'ennemi qu'il importerait de connaître à fond pour se mettre en mesure de le combattre sérieusement; c'est contre lui qu'il faut se mettre en garde; c'est lui qu'il faut poursuivre à outrance, partout et par tous les moyens.

En attendant que de nouvelles recherches nous en fassent connaître d'une façon tout-à-fait positive les diverses espèces, avec leurs propriétés différentes, il faut s'attendre à bien des défaites. Leur faiblesse n'est qu'apparente, et leur petitesse même les rend plus redoutables en leur permettant d'accomplir comme en cachette leur œuvre de destruction.

Quoi qu'il en soit, les quelques notions que

possède la science à leur égard sont déjà trop intéressantes pour qu'il ne soit pas indispensable de les résumer ici.

Parmi les nombreuses espèces de microbes dont l'existence ne peut plus faire de doute pour personne, ceux que l'on étudie varient, pour la largeur, entre un millième et deux dixièmes de millimètre, et même beaucoup moins quelquefois ; ils nécessitent, par conséquent, pour pouvoir être étudiés, l'emploi de grossissements qui ne sauraient être moindres que 500 diamètres. Leur longueur est généralement plus grande et très-variable.

Se basant sur les différences qu'ils présentent au double point de vue de leur forme et des mouvements dont quelques-uns sont doués, plusieurs observateurs ont cherché à les grouper en diverses tribus, familles ou espèces distinctes. Mais toutes ces classifications sont mauvaises et témoignent de l'insuffisance des notions que la science possède jusqu'à présent à leur égard. Une seule espèce peut-être possède des attributs physiques assez nettement définis pour qu'il soit facile de ne pas s'y tromper ; c'est l'espèce *bacterium termo* ou bactéridie du charbon. Quant aux autres microbes, c'est surtout par les effets différents qu'ils produisent sur l'économie vivante qu'il est vraiment bien possible de les distinguer les uns des autres. On sait cependant que les uns, les bactéries et les vibrions par exemple, sont constitués par des filaments rigides, doués de mouvements spontanés, tandis que d'autres, comme la bactéridie, ne sont doués d'aucun mouvement spontané ou se présentent, comme le spirillum, sous la forme d'un filament finement contourné en hélice. Il faut enfin être bien prévenu que certains auteurs, loin de distinguer une espèce particulière sous le nom de *bactérie*, donnent à ce mot une signification tout-à-fait générale et en font le synonyme de microbe.

Ce fut en 1675 que Leuvenhoek, surnommé très-justement le *Père de la Micrographie*, fit la découverte de ces organismes inférieurs. Depuis lors, les microbes ont été l'objet de nombreuses recherches dont il serait oiseux de faire ici un exposé historique précis. Je me contenterai donc de résumer le peu que l'on en sait; l'importance de cette étude, au point de vue spécial auquel il faut se placer ici, n'est devenue évidente que depuis les recherches de M. Pasteur sur le rôle des microbes dans les fermentations. Ces notions sont relatives :

1° Aux milieux dans lesquels on les découvre soit développés, soit à l'état de germes;

2° Aux éléments nécessaires pour qu'ils puissent vivre une fois développés ou pour rendre impossible le développement des germes ;

3° A l'influence que la température, la pression atmosphérique, etc., exercent sur leur vitalité ;

4° A leur mode de reproduction ;

5° A leurs mouvements.

I. — *Milieux dans lesquels on découvre les microbes, soit développés, soit à l'état de germes.* — Les microbes sont répandus dans l'air, dans l'eau et à la surface ou même à l'intérieur des corps solides.

Ehremberg, Robin, Gaultier de Claubry et un grand nombre d'autres observateurs habiles en ont depuis longtemps reconnu la présence dans l'air, où ils sont mêlés aux poussières minérales et organiques de toute espèce. Mais, s'ils en ont trouvé partout, c'est surtout dans l'air des salles d'hôpitaux et des cabinets d'anatomie qu'ils les ont signalés en grande quantité. Pour en débarrasser l'air, il suffit de tamiser ce fluide à travers une couche assez épaisse de coton qui les emprisonne dans ses mailles. C'est grâce à cette expérience que M. Pasteur a pu en déterminer le rôle dans les fermentations et convaincre l'immense majorité des membres de l'Académie des Sciences que l'air ainsi filtré a perdu son aptitude à produire la fermentation, tandis qu'il suffit, pour la faire naître ensuite, de projeter dans le milieu fermentescible quelques fragments du coton qui a servi de tamis.

Poussant plus loin l'analyse, MM. Miquel et Cohn ont démontré récemment que l'air renferme peu de microbes adultes et qu'on y trouve surtout les germes de ces protoorganismes sous l'apparence de petits corps arrondis, qui paraissent très-brillants sous le champ du microscope, et auxquels on a donné les noms d'œufs, de *spores* ou de corpuscules-germes, sans pouvoir toutefois les distinguer exactement les uns des autres. Le fait de l'existence des corpuscules-germes ou spores est, dans le sujet, une des notions les plus importantes. C'est M. Pasteur, ainsi que nous le verrons tout-à-l'heure, qui a signalé, le premier, ce mode de reproduction, dans son ouvrage de 1870 sur la maladie des vers à soie. Ces germes ont une résistance vitale bien supérieure à celle des microbes adultes, et ils peuvent flotter ainsi très-longtemps intacts au sein de l'atmosphère, en attendant qu'ils se trouvent en présence des conditions de milieu nécessaires à leur développement.

Il en est de même des microbes que renferment les eaux : on les y rencontre surtout à l'état de germes. Les recherches faites à ce sujet sur les eaux de la Seine prouvent qu'on peut les y compter par milliers. L'eau de pluie, qui tombe du haut des airs, en entraîne un certain nombre dans sa chute, ainsi que le prouvent les analyses de MM. Lemaire et Gratiolet. Il est démontré aussi qu'il n'est pas indispensable que l'humidité de l'air se résolve en pluie pour qu'elle en entraîne à sa suite une certaine quantité, puisqu'on en trouve dans la rosée. Ce qui étonne davantage, c'est qu'il s'en rencontre jusque dans l'eau distillée des laboratoires. Ce sont les parois des vases où l'on reçoit l'eau distillée qui surtout en renferment et en introduisent.

Quant à leur présence à la surface des corps, elle s'explique tout naturellement par le fait de leur existence dans l'air. La moindre anfractuosité suffit pour les retenir au passage. Il n'est pas surprenant non plus que Rindfleisch et Eberth en aient rencontré jusqu'au fond des vésicules pulmonaires, et qu'ils soient entraînés dans le tube intestinal par l'intermédiaire des aliments. Mais que penser de leur pénétration à travers les tissus sains et de leur prétendue présence dans le sang? — Il est bien prouvé, à l'heure présente, qu'ils sont susceptibles de traverser les minces membranes épithéliales, et de pénétrer, par cette voie, jusque dans la profondeur des tissus. Mais c'est en vain que Nedweski et Lüders soutiennent que l'examen microscopique a fait reconnaître la présence, dans le sang, d'un germe particulier qu'ils nomment *hémococcos*, lequel serait « capable d'y subir dans certaines conditions un développement intérieur », et que Billroth soutient même qu'il a pu réussir à le cultiver, en opérant sur du sang emprunté à des animaux bien portants. M. Pasteur n'a jamais pu y parvenir, et ses expériences de 1863 ont prouvé que le corps, à l'état de santé, est fermé à l'introduction des germes et organismes microscopiques.

II. — *Eléments nécessaires à la vie des microbes adultes et au développement des germes.* — Tout le monde est d'accord pour reconnaître qu'un certain degré d'humidité est nécessaire à l'existence des microbes adultes et que, s'ils sont soumis à l'influence de la dessication, ils ne tardent pas à succomber, tandis que les germes résistent fort longtemps sans subir aucune modification appréciable.

On croyait aussi jusqu'à ces derniers temps, que, semblables à tous les autres êtres vivants, les microbes ne pouvaient subsister sans avoir à leur disposition une certaine dose d'oxygène.

M. Pasteur a donc fait une découverte très-importante lorsqu'il a démontré que certains de ces protoorganismes sont *anaérobies*, qu' « il y a une vie sans intervention quelconque de l'oxygène libre » et que « toutes les fois qu'il y a vie sans air, la fermentation se manifeste. » (1). Pour ce savant chimiste, la putréfaction ne peut commencer à s'accomplir qu'à l'abri de l'oxygène, et ce sont précisément des microbes anaérobies qui en sont les agents. J'ai déjà fait connaître la manière dont il interprète les phénomènes de la putréfaction s'accomplissant au sein d'un liquide contenu en vase ouvert. Il a pris une certaine quantité des microbes qui composent la pellicule supérieure recouvrant d'une sorte de couvercle imperméable la surface du liquide en putréfaction ; puis, plaçant ces microbes dans le champ du microscope, sous le verre couvre-objet, il a constaté que ceux qui se trouvent au centre ne tardent pas à périr, tandis que ceux qui, placés sur les bords, peuvent profiter de l'oxygène de l'air, conservent tous les attributs de leur vitalité première. Répétant ensuite l'expérience sur une gouttelette prise au fond et contenant une certaine quantité des microbes qu'il nomme

---

(1) Voy. *Comptes-Rendus de l'Académie* 1861.

anaérobies, il a constaté qu'au contraire ceux qui sont placés au centre continuent à vivre à l'abri de l'air, tandis que ceux qui se trouvent au bord meurent rapidement. Ces expériences, il faut le reconnaître, paraissent très-convaincantes. C'est sur elles que M. Pasteur a basé sa conception si séduisante de la *putréfaction vraie*.

III. — *Influence que les variations de température et de pression exercent sur la vitalité des microbes et des germes.* — Les adversaires de la théorie parasitaire ont cru longtemps avoir trouvé un argument des plus décisifs dans ce fait que les hautes comme les basses températures font périr les microbes. Mais ils n'avaient pas remarqué qu'il n'en est pas de même pour les germes. M. Pasteur les a vus supporter la température de $+ 110°$ et même de $+ 130°$ centigrades, et Frisch celle de $- 87°$, sans perdre pour cela leurs propriétés germinatives.

Que l'on vienne soutenir, après cela, que la théorie parasitaire est mise à néant parce que les liquides septiques conservent leurs propriétés toxiques malgré l'ébullition ou la congélation!

Il serait toutefois très-utile de savoir à quelle température les microbes, une fois développés, sont frappés de déchéance et perdent la propriété de se reproduire. On sait depuis longtemps que la température de $+ 35°$ est celle qui leur convient le mieux; Frisch, d'un autre côté, soutient que la bactéridie du charbon dont les germes, d'après M. Pasteur, résistent, à l'état humide, à 95° pendant une demi-heure, ne peut supporter une température supérieure à 47° sans que sa vitalité s'amoindrisse, et qu'elle ne saurait se reproduire au-delà de 50°. On avait cru tout d'abord que les oiseaux étaient réfractaires au charbon. Mais M. Pasteur est parvenu à démontrer qu'ils ne doivent cette immunité qu'à leur température élevée et que les poules peuvent être atteintes de cette maladie si on les inocule après immersion dans l'eau froide.

M. Feltz a fait, en 1876, des expériences dans le but de se rendre compte des modifications subies par un liquide septique soumis à l'action de l'air et de l'oxygène comprimés. Après cinquante jours de compression d'air à trente atmosphères et vingt-un jours de compression d'oxygène à trente atmosphères, il a constaté que le liquide n'a subi aucune modification essentielle, si ce n'est que quelques microbes adultes ont péri, tandis que les germes ont résisté, ainsi que le prouve d'ailleurs le succès de diverses inoculations faites à des chiens et à des lapins.

IV. — *Mode de reproduction des microbes.* — Les microbes se reproduisent de deux manières : par scissiparité et par spores ou germes.

La scissiparité consiste en une segmentation transversale, c'est-à-dire que le fil délié qui constitue le microbe se partage en deux fragments qui représentent chacun un être semblable ; ensuite chacun de ces deux fragments se subdivise à son tour, et ainsi de suite. Cette division binaire se produit avec une rapidité si grande que Cohn n'évalue pas à moins de seize millions dans 24 heures le nombre d'individus qu'un seul microbe peut ainsi engendrer. D'ailleurs, l'intensité de la prolifération est en raison directe de la richesse en matériaux nutritifs du milieu organique, si bien que toute génération cesse dès que les matériaux ont été complètement accaparés.

La température a aussi une influence très-marquée sur cette multiplication qui redouble d'activité à mesure que la température s'élève. Le terme maximum est $+$ 80° c. et le terme minimum $+$ 4° ou 5°.

On avait cru jusqu'à ces derniers temps que les microbes n'avaient pas d'autre mode de reproduction. C'est en étudiant la maladie des vers à soie appelée *pébrine* que M. Pasteur constata la présence, au sein du microbe spécial qui produit cette maladie, de nombreux *granulins* qui deviennent indépendants à un moment donné et constituent la poussière féconde d'où sortira plus tard, dans certaines conditions favorables, une génération nouvelle des microbes qui l'ont engendrée. Des planches très-exactes, annexées au magnifique ouvrage de M. Pasteur (1), montrent cette formation des granulins ou *spores* et leur constitution à l'état de poussières.

Le microbe apparaîtrait d'abord, dans la profondeur des organes du ver à soie, sous la forme de cellules primitivement arrondies, puis ovales et renflées à une de leurs extrémités. Dans ces cellules qui, au début, ne semblent contenir aucun élément figuré, on voit bientôt apparaître des granulations et des vacuoles : celles-ci prennent bientôt l'apparence pyriforme des microbes adultes et ont à leur tour des granulations dans leur intérieur. « Tout annonce par conséquent que les corpuscules (microbes adultes qui se trouvent en dehors des cellules) ont été engendrés dans celles-ci et que les granulins de ces corpuscules sont en relation

---

(1) Voy. Pasteur, *Etudes sur la maladie des vers à soie*. Paris, Gauthier-Villars, 1870, T. I, p. 152 et suiv.

directe avec les granulations propres à ces mêmes cellules. » (1).

« Le granulin est quelquefois adossé à la paroi, mais il peut être libre à l'intérieur du corpuscule, où il est même agité, dans certains cas, du mouvement brownien. Dans quelques corpuscules, on voit deux ou trois de ces granulins, et au moment où ils apparaissent on en rencontre généralement de tout pareils avec le même degré de réfringence et·dè grosseur autour du corpuscule. Il semble même quelquefois que le granulin extérieur soit sorti du corpuscule par une rupture de la paroi encore visible. » (2).

Ce sont ces granulins ou germes qui abondent partout, tant au milieu de l'atmosphère qu'au sein des eaux. Les cultures faites dans une infusion de foin sont particulièrement favorables à la production de ce phénomène. On voit bientôt les microbes qu'on y a introduits produire de petits corpuscules très-réfringents à contours foncés, qui se détachent peu à peu et forment chacun séparément un germe. Il suffit, pour s'en assurer, d'en placer quelques-

<hr>

(1) Pasteur, *loc. cit.,* p. 153.
(2) Pasteur, *Ibid.,* p. 163 et suiv.

uns dans une nouvelle infusion. Ils ne tardent pas à se gonfler, à s'allonger et à prendre progressivement l'apparence filiforme des microbes générateurs. Ces germes ont sur les microbes l'immense avantage de résister aux effets destructeurs des hautes comme des basses températures, de la dessication, des hautes pressions, des agents chimiques, et de conserver leur puissance germinative jusqu'au moment où ils arrivent en présence d'un milieu favorable à leur développement. Ainsi s'expliquent les erreurs commises (avant que ces faits fussent connus) par d'habiles observateurs qui, ayant soumis des liquides garnis de microbes à des températures plus que suffisantes pour les tuer, croyaient à leur génération spontanée en voyant des protoorganismes apparaître au sein de ces liquides tenus rigoureusement à l'abri du contact de l'air. Mais ils n'avaient ainsi détruit que les microbes adultes, tandis que les germes étaient restés intacts et se développaient bientôt dans ces milieux favorables.

V. — *Mouvements des microbes.* — Rien de bien précis à cet égard. On sait seulement que quelques microbes se meuvent de différentes manières, tandis que d'autres restent constamment rigides. Je n'ajouterai donc rien à ce

que j'en ai dit, sinon qu'il faut se garder de
confondre avec des mouvements propres les
mouvements browniens dont sont agités, sous
le champ du microscope, les bactéridies du
charbon.

§ III

Moyens antiseptiques.

Il ne suffit pas de connaître l'ennemi; encore
faut-il savoir quels sont les moyens propres à
le combattre.

Nous voilà certains que des germes innombrables nous entourent, Sans doute, cette notion n'est pas absolument nouvelle; mais elle
était longtemps restée dans le domaine des
choses dont on ne s'occupe guère parce qu'on
ne les croit point redoutables. Les découvertes
de M. Pasteur, en démontrant que ces microzoaires sont réellement les agents générateurs
d'un certain nombre de maladies dont le caractère épidémique et contagieux était resté
indéfini jusqu'à ces dernières années, ont im-
posé aux hygiénistes et aux praticiens la tâche
de chercher des moyens susceptibles d'empêcher leur introduction au sein de l'organisme
et de neutraliser leurs effets lorsqu'ils l'avaient
envahi ; autrement dit, d'établir contre les

microbes une barrière de moyens prophylactiques et de se munir contre leurs attaques d'un arsenal thérapeutique complet.

Sans doute, on est encore bien loin d'avoir atteint le but. Mais les résultats auxquels on a déjà abouti sont trop encourageants pour qu'on s'arrête en si bonne voie. Tous les jours l'étude des antiseptiques gagne du terrain, et l'on peut dire qu'il n'est pas absolument téméraire de prévoir le moment où nous serons armés de toutes pièces contre les surprises des ennemis invisibles qui nous environnent. Toutefois, les découvertes se bornent, jusqu'à présent, à des moyens prophylactiques que nous allons rapidement passer en revue.

Ces moyens ont pour effet : 1° d'ôter à l'ennemi la possibilité d'entrer dans la place ; 2° de mettre l'organisme dans un état de défense tel qu'il devienne par la suite insensible à son action.

La première méthode comprend la série des moyens hygiéniques susceptibles de purifier l'air, les eaux, les déjections, le linge, les voitures qui ont servi à transporter les malades, leur literie, etc., et aussi de s'assurer de l'innocuité, à ce point de vue, des aliments et en particulier des viandes de boucherie.

La seconde correspond aux tentatives d'inoculation préventive.

I. — Il serait oiseux de décrire ici longuement les moyens imaginés pour se prémunir contre l'action des *miasmes*, avant qu'on soupçonnât la nature des agents spécifiques des maladies infectieuses. Ces moyens consistaient surtout à faire brûler des résines, des essences et des bois aromatiques, dont les vapeurs n'avaient d'ailleurs pour effet que de masquer la fétidité des matières en putréfaction. Les détonations pour *chasser le mauvais air*, les fumigations par les vapeurs d'acide muriatique oxygéné (Guyton de Morveau) ou par les vapeurs de chlore, etc., constituent autant de moyens empiriques qui devaient échouer et qui n'ont abouti qu'à démontrer l'impossibilité de désinfecter l'air d'une grande ville.

Les courants aériens renouvellent sans cesse l'atmosphère d'un même lieu ; les eaux coulent incessamment vers des points plus déclives. A présent que nous savons d'une façon certaine que ces deux éléments sont chargés de germes, il deviendrait puéril de tenter la désinfection d'une cité, à plus forte raison d'une contrée entière.

On avait avancé d'abord que les microbes ou

leurs germes peuvent être impunément portés par la respiration jusqu'aux dernières ramifications de l'arbre aérien, ou mis en contact, mêlés aux aliments et aux boissons, avec la muqueuse gastro-intestinale. Les premiers observateurs semblaient croire que la condition nécessaire de l'infection consistait dans l'existence préalable d'une solution de continuité. Aussi la chirurgie fut-elle la première à profiter largement de la théorie nouvelle. Mais il faut bien reconnaître aujourd'hui que si l'infection se fait souvent par l'intermédiaire des plaies exposées, il est malheureusement des circonstances où elle se produit par les muqueuses pulmonaire et gastro-intestinale.

Il ne faut pas avoir fréquenté longtemps une salle de dissection pour savoir que certains anatomistes ne peuvent pas se livrer assidûment à leurs travaux sans être pris bientôt de diarrhée, d'amaigrissement, etc., en un mot des symptômes d'un commencement d'intoxication septicémique. Les faits d'empoisonnement par des viandes altérées, des boissons putrides, ne sont plus à signaler.

L'hygiène a donc à profiter largement de la connaissance de ces faits. Le réveil qui s'opère actuellement dans cette voie a déjà porté de bons fruits et présage de sérieux progrès pour l'avenir. Voyons rapidement ce qui est déjà fait.

Devant l'impossibilité absolue de purifier l'air en masse, l'idée de le filtrer avant de le respirer s'imposait d'elle-même. Divers moyens ont été proposés pour atteindre ce but. Je ne citerai que le respirateur à ouate de Tyndall, que M. Henrot (de Reims) a modifié d'une manière très-heureuse en le rendant plus léger et en y ajoutant une soupape d'expiration qui empêche le coton de se charger de vapeur d'eau. Tel qu'il est, cet instrument peut rendre déjà de grands services. M. Henrot et ses élèves ne manquent pas de s'en servir chaque fois qu'ils ont à faire une autopsie de fièvre typhoïde ou d'une maladie infectieuse quelconque. Mais son auteur est le premier à reconnaître que ce modèle est encore très-imparfait. Il serait à désirer qu'on pût y apporter tout de suite des perfectionnements susceptibles de le rendre vraiment pratique. Son usage diminuerait alors incontestablement le tribut affligeant que paient aux maladies infectieuses toutes les personnes qui doivent se mettre en contact avec les malades, en temps d'épidémie. Il est évident, d'ailleurs, que l'usage du respirateur en question devrait être réservé pour se garantir contre l'action spécifique de certains germes dont l'air est périodiquement infecté, ceux qu'il contient habituellement n'exerçant heureusement aucune influence pernicieuse sur la santé.

Pour ce qui est des eaux, personne n'ignore les désastres qu'ont engendré, dans certaines circonstances, les sources contaminées par leur passage à travers les cimetières, leur communication accidentelle avec les fosses d'aisance, etc. A défaut de connaissances techniques, les anciens avaient parfaitement compris, grâce à leur esprit d'observation, toute l'importance qu'il y a à choisir scrupuleusement les eaux de consommation : on a longtemps admiré, sans chercher à les imiter, les travaux gigantesques que les Romains n'hésitaient jamais à exécuter pour assurer à leurs cités une eau pure et abondante, dont la provenance lointaine la mît à l'abri des mille causes d'infection qui sont inséparables de toutes les agglomérations humaines. Cette question capitale d'hygiène, négligée comme tant d'autres, pendant toute la durée du moyen-âge, et, on peut le dire, jusqu'à nos jours, a repris heureusement, aux yeux de la science, toute l'importance qui s'y attache réellement. Elle est trop complexe pour que j'aie à m'en occuper ici en détail. D'ailleurs la plupart des difficultés qu'elle soulève, au point de vue spécial de la destruction des germes, sont loin d'être résolues.

Les eaux de source peuvent être généralement consommées sans crainte à leur sortie du sein de la terre. Il suffit de s'assurer qu'elles n'ont pas filtré à travers des terrains suspects. Les procédés employés pour la filtration des eaux de rivière les rendent agréables et saines. Mais il est encore impossible de se prononcer sur la valeur des moyens proposés pour se débarrasser des eaux d'égout, pour les désinfecter, etc. Il existe en ce moment un courant d'opinion qui aboutira bientôt très-probablement à la suppression, non-seulement des fosses fixes, mais encore des fosses mobiles, et à la création de communications directes des fosses avec l'égout. Quant au danger du mélange des eaux d'égout avec celles des rivières, on est déjà en droit d'espérer qu'il y sera rémédié partout grâce à la généralisation de l'heureuse tentative faite à Gennevilliers.

Mais on aura, malgré tout, à compter avec les dangers de la transmission de certaines maladies contagieuses par les germes contenus dans les matières fécales. Aussi, tout système qui versera ces matières dans les égouts ne peut-il devenir un moyen vraiment hygiénique et rationnel qu'à la condition d'épurer chimiquement le mélange avant d'en inonder toute une contrée. En effet, amener aux égouts, avec les matières fécales, tous les détritus organiques que vomissent les grandes villes, sans les avoir préalablement débarrassés des germes qu'ils peuvent contenir, c'est s'exposer sciemment à porter ailleurs les maladies que ces germes sont capables de produire.

Plusieurs substances chimiques ont été proposées pour arriver à ce but : acides libres, composés binaires, sels.

Les acides, tels que l'acide sulfurique, l'acide chlorhydrique, l'acide phénique, etc., passent pour d'excellents microbicides; mais ils ont l'inconvénient de dégager l'acide sulfhydrique et d'augmenter ainsi l'odeur infecte des matières, au lieu de l'atténuer.

Parmi les composés binaires, le chlorure de manganèse et le chlorure de zinc ont la double propriété de précipiter l'acide sulfhydrique et de détruire les germes. Ils conviendraient donc parfaitement si leur état liquide ne les rendait d'un transport difficile, ce qui fait qu'on ne les trouve point partout.

Parmi les sels, on doit mettre au premier rang les sulfates de zinc et de fer qui, tout en jouissant des mêmes propriétés, ont l'avantage d'être plus répandus, plus transportables et

moins chers, surtout le dernier. Il serait toutefois difficile d'en rendre l'usage obligatoire
à cause de la difficulté du contrôle. D'où la
nécessité de créer, à ce sujet, un service public.

Ce n'est pas seulement par les déjections
que les maladies contagieuses peuvent se transmettre. La transmission se fait encore par les
vêtements, le linge et la literie que les malades
ont souillés. Tout le monde sait aujourd'hui que
les personnes attachées au vestiaire, dans les
hôpitaux, contractent souvent ainsi des maladies
infectieuses. Il en est de même des blanchis-
seuses, des chiffonniers, etc. Ce danger est si
reconnu en Angleterre qu'un bill, qui remonte
déjà à 1873, autorise les hôpitaux à incinérer
les vêtements suspects, sauf à indemniser plus
tard les malades ou leurs parents. Ce moyen
est radical, mais il est très-dispendieux, et il
le deviendrait bien plus encore si on l'appliquait
aux objets de literie.

Il y a fort heureusement un autre moyen peu
coûteux et très-sûr d'atteindre le but : l'exposition à la chaleur. Cette méthode est déjà
usitée en Angleterre et en Allemagne sur une
vaste échelle, et il est difficile de comprendre que les hôpitaux français ne soient pas
encore munis de ces *fours à désinfection* qui,
communiquant avec chaque salle au moyen

d'une trémie et d'un conduit en bois et en
métal fortement incliné, reçoivent sans intermédiaire les linges, vêtements et objets de literie
souillés. La chaleur de cette étuve peut être
portée à un degré suffisant pour détruire les
germes sans nuire à la solidité des effets qu'on
y laisse séjourner un certain temps avant de
les faire passer à la buanderie.

Le respect que nos voisins d'Outre-Manche
professent pour la liberté individuelle ne les a
pas empêchés de créer des hôpitaux spéciaux
pour certaines maladies contagieuses, et notamment pour la variole, sous le nom de
smallpox hospitals. Des voitures spéciales sont
chargées du transport des malades, tandis que
procès-verbal est dressé contre tout cocher qui
aurait conduit un malade dans des voitures
publiques. Philadelphie, New-Yorck, Vienne,
Naples possèdent des asiles de ce genre. Partout l'idée de l'*isolement absolu* des maladies
infectieuses est adoptée, partout on prend des
mesures rigoureuses contre les germes; ici en
étendant sur les murs des salles des enduits
imperméables qui permettent de les laver à
fond, là en établissant des hôpitaux en planches dont on détruit tous les éléments dès qu'on
a le droit de les supposer imprégnés de poisons
miasmatiques ou de germes; seul, notre pays

semble s'obstiner encore à conserver les vieux
errements. Tout au plus a-t-on consenti, dans
quelques hôpitaux, à réserver certaines salles
aux maladies spécifiques les plus redoutables ;
encore ne fait-on ainsi de l'isolement que d'une
manière illusoire, à cause de l'impossibilité
d'établir entre les divers services des barrières
sérieuses, les médecins, les étudiants, les in-
infirmiers et les parents des malades pénétrant
à tout instant dans les milieux nosocomiaux les
plus dangereux sans prendre la moindre précaution. Au reste, notre caractère national est
tel que la prudence en hygiène passe vite pour
de la couardise et que, pour conserver les apparences de témérité et de crânerie que les
étrangers admirent dans notre race, chacun
de nous est disposé à braver les dangers les
plus patents plutôt que de se soumettre à des
pratiques qui témoigneraient de la crainte légitime de contracter quelque grave affection (1).

---

(1) Ces considérations sont de nature à fixer l'attention
sur le procédé que le docteur Latapie a proposé pour
arrêter la propagation des maladies épidémiques et que
M. Descroizilles conseille d'adopter au nom d'une commission choisie par la Société médicale des Hôpitaux
(Rapport lu en séance, le 25 novembre 1881). « L'isolement, dit le docteur Latapie, ne détruit pas les germes,
il les éloigne seulement..... L'isolement constituerait un

C'est à tel point que l'on a pu voir, il y a peu de temps, l'immense majorité des membres de l'Académie couvrir d'applaudissements la sortie de M. Rochard qui, à propos des précautions recommandées par M. Pasteur contre les maladies contagieuses, s'est écrié : « Il n'est pas de médecin qui, en présence d'une maladie épidémique quelconque, consentirait à se boucher les yeux, le nez, les oreilles et la bouche; il s'inquiète, avant tout, par son

---

progrès sérieux sans doute; mais, outre qu'il est difficile à réaliser, il ne fournit pas une solution complète et satisfaisante du problème, comme celle que je soumets humblement à l'appréciation de mes confrères..... Ce moyen, le voici : durant toute la période de contagion, on entoure le lit du malade d'un cadre, qu'on peut faire simplement avec quelques lattes recouvertes de papier collé. On forme ainsi une espèce de chambre close, en ménageant seulement à la droite du malade une fenêtre suffisante pour lui donner les soins nécessaires. Au plafond de ce cadre, du côté opposé à la fenêtre, on fixe une lampe, dont le foyer aspirera l'air de cette petite alcôve. Il s'établit ainsi, par cet appel régulier, un courant continu d'air, allant toujours dans le même sens, de la fenêtre à la lampe, courant qui emportera avec lui les germes détachés du malade. La lampe étant encastrée de façon que tout l'air aspiré passe sur la flamme, les contages soumis ainsi à une température de 500 à 600° vont se décomposer et se transformer en principes inoffensifs. Le feu, a dit Van Helmont, détruit toute semence. »

maintien et sa tenue, de rassurer les malades et de donner le bon exemple aux infirmiers et à tous ceux qui, comme lui, doivent approcher les malheureux atteints de l'épidémie. Quel est le chirurgien qui, en pratiquant une trachéotomie, a jamais songé à se garantir contre les fausses membranes que l'opéré lui crache si souvent à la figure ? » (1). — Sans être académiciens, nous eussions tous applaudi avec la même énergie aux paroles de M. Rochard, parce qu'elles étaient l'expression d'un sentiment éminemment français. Sans doute on ne verra pas de longtemps, chez nous, les médecins aborder leurs malades avec un masque sur la figure. Mais cette insouciance devant le danger n'est un défaut aimable qu'en ce qui nous concerne chacun personnellement, et l'on aurait le droit de nous blâmer sévèrement s'il nous arrivait de pousser ce sentiment jusqu'à ne pas accepter pour les autres l'adoption des mesures d'hygiène qui peuvent les en garantir. Il est donc bien temps que l'Assistance publique apporte aux usages établis des modifications en rapport avec l'état actuel de la science, et que l'Etat entre d'une manière plus efficace

---

(1) Séance du 4 mars 1879.

que par le passé dans la voie des améliorations, en tout ce qui concerne la santé publique.

Rendre obligatoires, dans l'intérêt général, les pratiques hygiéniques d'une importance capitale, ce n'est pas attenter à la liberté individuelle. Aussi, je n'hésite pas à le dire, je suis de ceux qui, à l'exemple d'un grand nombre de médecins anglais, demandent la création d'un *Ministère de la santé publique.*

Il est temps de quitter cette digression déjà trop longue. Un mot maintenant sur l'état de la question au point de vue des mesures prises pour assurer l'innocuité des aliments solides. Les viandes de boucherie sont les seuls dont il soit vraiment indispensable de constater la provenance au point de vue des dangers de la transmission des germes. Vu l'importance de la question, je n'hésite pas à sortir un peu de mon sujet en ajoutant au charbon et à la septicémie deux affections parasitaires non infectieuses : la trichinose et la ladrerie.

Charbon, septicémie, trichinose et ladrerie : telles sont, en effet, les maladies parasitaires transmissibles à l'homme par les viandes de boucherie.

a. — Les auteurs qui ont traité du charbon sont unanimes à affirmer que l'homme peut

impunément faire sa nourriture de la chair des
animaux qui ont succombé à cette affection.
Bien longtemps avant que la nature parasitaire
des maladies de cette nature eût été démontrée,
Renault avait établi que la cuisson a pour effet
d'ôter aux viandes et aux liquides charbonneux
leur virulence, et que, non-seulement leur ingestion est inoffensive, mais encore que leur
inoculation est négative. Plus tard, M. Colin a
prouvé que l'action du suc gastrique sur la
viande crue de cette provenance aboutit aux
mêmes résultats. D'ailleurs l'habitude constante
qu'ont les fermiers, depuis un temps immémorial,
de faire consommer par leur personnel les moutons pris de sang de rate, sans qu'il en résulte
jamais aucun accident, justifie pleinement ces
données expérimentales. Mais si l'on peut manger sans danger de la chair charbonneuse, il
s'en faut qu'on puisse la manipuler aussi impunément. L'observation prouve, en effet, que le
contact de la chair charbonneuse avec une plaie
quelconque, même insignifiante, peut entraîner
l'intoxication. C'est presque exclusivement chez
les équarrisseurs, les bouchers, les bergers et
les mégissiers, chez tous ceux en un mot qui
touchent aux animaux charbonneux, que se
fait la transmission de cette redoutable maladie.
N'est-il pas évident que les cuisinières sont

exposées aux mêmes dangers? Le consommateur lui-même n'en est à l'abri qu'à la condition de ne porter aucune écorchure ou crevasse aux lèvres, au palais ou aux doigts. En effet, c'est surtout sous forme de viandes grillées ou rôties à la mode anglaise que se consomme la plus grande partie des viandes de bœuf et de mouton. Or, il résulte des expériences d'un vétérinaire de Chartres, M. Boutet, que le jus rouge qui s'échappe des surfaces de section a conservé, dans ce cas, le pouvoir de tuer par inoculation aussi rapidement et aussi sûrement que si l'inoculation est faite avec le sang frais. Il ne faut pas s'en étonner si l'on se rappelle que les viandes grillées, saisies vivement à la surface, ont à peine le temps de s'échauffer un peu à l'intérieur avant qu'on les serve, et que dans tous les cas, la température communiquée aux régions centrales est loin d'être suffisante pour détruire les germes. Les mêmes viandes, cuites complètement, ont perdu, par contre, toute faculté de transmettre la maladie. Ce dernier fait peut expliquer l'innocuité constante de la chair des animaux charbonneux dans les fermes, étant donné que les campagnards manifestent généralement une extrême répugnance pour les viandes saignantes.

Quoi qu'il en soit, le danger que le trans-

port et la manipulation des viandes charbonneuses, de même que leur consommation à
l'état saignant, comporte dans certains cas,
reste parfaitement démontré. Il est donc logique
que la loi les frappe de proscription.

b. — De même que les viandes infectées par
la bactéridie charbonneuse, celles qui contiennent le vibrion septique, chez les sujets morts
de septicémie, peuvent donner lieu à de graves
accidents d'intoxication. On n'a pas eu de peine
à en signaler d'assez nombreux exemples.
D'ailleurs, outre ses qualités septiques, cette
viande a, de plus, l'inconvénient de se décomposer très-rapidement, et d'être d'un aspect et
d'une odeur si repoussants qu'elle doit être
éliminée d'emblée.

La septicémie s'observe surtout, comme complication, chez les animaux de boucherie, après
la métrite, la non-délivrance, la péripneumonie
et les grands traumatismes; elle peut être aussi
la conséquence de l'inoculation préventive de
la péripneumonie contagieuse.

c. — Les viandes trichinées du porc doivent
également être écartées de la consommation.
M. Colin en a fait ressortir le danger. D'après
cet habile observateur, le petit ver nématoïde

qui porte le nom de trichine se multiplie à un tel point dans le tissu musculaire des animaux qu'il n'évalue pas à moins de cinq millions le nombre de ces parasites qui farcissent un kilogramme de chair de porc trichinée; que l'on juge des ravages que ce ver doit produire dans de telles conditions, si l'on veut bien se rappeler que chacun des kystes où il est emprisonné a un diamètre de deux à trois dixièmes de millimètres. — Introduite dans le tube digestif de l'homme, la trichine s'y développe et y produit en quelques jours des embryons par centaines. Ces embryons traversent la muqueuse et sont pris par le torrent circulatoire qui les charrie jusque dans l'épaisseur des muscles où chacun d'eux va s'enkyster.

C'est surtout en Amérique et en Allemagne que la trichine a été observée jusqu'ici. Cela tient à l'habitude que l'on a, dans ces deux pays, de consommer la charcuterie crue sur une très-grande échelle. La cuisson tue la trichine; raison de plus pour conserver, en France, la bonne habitude de faire cuire la viande de porc, et de féliciter le gouvernement de la proscription dans laquelle il tient à présent le salé suspect dont l'Amérique inondait nos marchés depuis quelque temps.

d. — La cuisson fait périr également les cysticerques de la ladrerie. On croyait, jusqu'à ces dernières années, que cette maladie était particulière au porc. Il est démontré aujourd'hui qu'elle frappe également le bœuf. Cette découverte est bien faite pour justifier la réaction qui tend à s'opérer contre l'abus des viandes crues; d'autant plus que la ladrerie du bœuf n'est bien connue que par ses effets, et qu'on est loin de pouvoir la constater, chez lui, aussi aisément que chez le porc.

Quoi qu'il en soit, le ténia engendré par l'évolution du cysticerque de la ladrerie, sans donner lieu à des accidents mortels, produit des effets assez désagréables pour qu'on doive bannir inexorablement toute viande ladre de l'étal des bouchers. J'en appelle à tous ceux qui ont eu à subir, pendant de longs mois, au fond de leurs entrailles, les douloureux attouchements de cet immonde parasite.

II. — *Tentatives de vaccination.* — Nous arrivons à présent à la question, si intéressante au point de vue pratique, mais si grosse d'orages au point de vue doctrinal, des tentatives d'inoculation préventive faites dans ces derniers temps. Dès 1863, au cours d'une mémorable discussion sur la fièvre jaune, M. J. Guérin lançait ces paroles prophétiques : « La théorie de l'immunité vaccinale, comprise dans sa généralité comme elle doit l'être, permet d'espérer que toutes les maladies virulentes et contagieuses, telles que la fièvre jaune, la peste, le typhus, le typhus charbonneux, la fièvre typhoïde épidémique, etc., seront un jour inoculables à titre de préservation vaccinale, lorsqu'on aura déterminé les *conditions* et les *règles* propres à déterminer le principe contagieux de la maladie à son plus faible degré de virulence et de contagiosité, et lorsque ce principe aura pu être isolé. » (1). Les expériences que je vais exposer permettent d'entrevoir la possibilité de réaliser les prévisions de M. Guérin et de découvrir un jour, pour chaque maladie infectieuse parasitaire, un vaccin spécial.

Ces expériences, j'ai hâte de le dire, n'ont porté que sur deux des maladies de cette nature que l'on observe sur les animaux. Elles ont été faites d'un côté, pour le *choléra des poules*, par M. Pasteur, de l'autre, pour le charbon, d'abord par M. Toussaint et ensuite par M. Pasteur. Leurs résultats très-concluants justifient l'espoir que l'on a de pouvoir généraliser la méthode d'atténuation des virus à laquelle sont dûs les

---

(1) *Acad. de Méd.*, séance du 30 juin 1863.

premiers succès et d'en étendre les bienfaits à l'homme. Cette espérance a trop de portée pour qu'on ne suive pas avec ardeur la voie tracée par les deux savants que je viens de nommer.

a. — M. Pasteur, après avoir isolé par la culture dans du bouillon de poulet, le microbe du choléra des poules, est parvenu, grâce à un mode particulier de culture sur lequel il a cru d'abord devoir garder le silence, à en atténuer la puissance infectante à un point suffisant pour que son injection sous la peau des gallinacées ne détermine plus qu'une maladie légère qui est au choléra des poules ce que la vaccine est à la variole, non-seulement pour l'intensité, mais encore au point de vue prophylactique. Autrement dit, les poules ainsi vaccinées sont mises à l'abri de toute atteinte ultérieure de la maladie naturelle ou provoquée.

M. Pasteur a reconnu toutefois que les effets de l'inoculation de cette espèce de vaccin varient avec chaque sujet. Plusieurs vaccinations sont nécessaires chez certaines poules, alors qu'une seule suffit chez d'autres pour assurer l'immunité. « Je prends, dit-il (1), 80 poules *neuves* parce qu'elles n'ont jamais eu de maladie,

---

(1) Séance de l'Acad. de Méd. du 27 avril 1880.

ni spontanée ni communiquée. A 20 d'entr'elles j'inocule le virus très-virulent, les 20 périssent. Des 60 qui restent, j'en distrais encore 20 et je les inocule par une seule piqûre à l'aide du virus le plus atténué qui soit à ma disposition, aucune poule ne meurt. Dans ces conditions, les 20 poules sont-elles vaccinées par le virus très-virulent? Oui, mais seulement un certain nombre d'entr'elles. En effet, sur ces 20 poules je pratique l'inoculation du virus le plus virulent; 6 ou 8, par exemple, tout en étant malades, ne mourront pas, contrairement à ce qui a lieu pour les 20 premières poules *neuves* qui toutes ont péri.

» Je distrais de nouveau du lot primitif 20 poules neuves que je vaccine par deux piqûres appliquées successivement après un intervalle de sept à huit jours. Seront-elles vaccinées par le virus très-violent? Afin de le savoir, je réinocule par ce virus; cette fois-ci, contrairement au résultat de la deuxième expérience, ce n'est plus 6 ou 8 poules qui ne mourront pas, mais 12 ou 15. Finalement, si je distrais encore 20 poules du lot primitif, et que je les vaccine successivement par le virus atténué non pas une fois, mais trois ou quatre, la mortalité par l'inoculation du virus très-violent sera nulle! Dans ce dernier cas, les animaux sont amenés aux conditions de ceux qui ne contractent jamais le choléra des poules. »..... « Ces derniers animaux sont comme *vaccinés de naissance* pour cette maladie, parce que l'évolution fœtale n'a pas introduit dans leur corps des aliments propres à la vie des microbes, ou que ces matières nutritives ont disparu dans le jeune âge. »

Quelques jours plus tard, piqué au vif par les doutes que M. Depaul avait paru émettre sur la certitude des résultats annoncés par lui en ce qui touche la cause efficiente du choléra des poules, M. Pasteur tint à en faire la preuve. Dans la séance du 1er juin 1880, il mit sous les yeux de l'Académie deux ballons contenant du bouillon de poulet, dont l'un, protégé contre l'action des germes par un petit tampon de coton, était d'une limpidité parfaite bien que conservé depuis fort longtemps, tandis que l'autre était devenu absolument trouble et lactescent à la suite de l'introduction, faite la veille, d'une gouttelette imperceptible d'un liquide chargé des petits organismes qu'il croit constituer le principe du choléra des poules. Une quantité à peine pondérable de ce liquide lactescent introduite sous la peau d'une poule a suffi pour la faire périr en quelques heures, tandis que le bouillon limpide privé d'organismes vivants peut être inoculé en grande quantité sans provoquer aucun accident. « Mais, ajoute M. Pasteur, si mes expériences s'étaient arrêtées là, elles seraient encore susceptibles de certaines objections; on pourrait supposer que la mort est due, dans le cas d'inoculation de ce liquide chargé de petits organismes, à autre chose qu'à ces organismes, à un poison qui serait soluble dans ce liquide et s'y multiplierait. En conséquence, je me suis appliqué à inventer un petit filtre assez parfait pour ne laisser passer aucun de ces organismes infiniment petits; j'y suis parvenu, et vous voyez dans ce tube du bouillon de poulet qui, rendu d'abord lactescent par l'extrême multiplication de ces petits êtres, a repris toute sa limpidité après avoir été filtré ainsi. Or, il est devenu tout aussi innocent qu'il l'était primitivement avant que je l'eusse ensemencé de bactéridies. On peut maintenant en injecter impunément des quantités quelconques sous la peau d'un gallinacée. Ce n'est pas tout : dans cet autre tube, vous voyez un liquide qui paraît encore clair, bien qu'au microscope on y trouve une quantité infinie de ces mêmes petits organismes, mais réduits à l'état de germes ayant une forme globulaire au lieu de s'étendre et de s'entrecroiser en tout sens en longs filaments. Ces germes ont un poids spécifique supérieur à celui du liquide dans lequel ils se trouvent en suspension. Si donc on laisse durant quelque temps ce liquide au repos complet, ils se précipitent et on n'en retrouve plus dans les couches supérieures. Eh bien ! voici ce qu'on obtiendra par l'inoculation de ce liquide : si on l'agite préalablement, une quantité, si petite soit-elle, suffira pour produire le choléra des poules, sans qu'il y ait lieu de distinguer à quelle profondeur on l'aura prise ; si on le laisse, au contraire, reposer, les parties dépourvues d'organismes vivants, c'est-à-dire les couches supérieures de ce liquide, seront absolument inoffensives, tandis que les couches inférieures tueront par les germes qu'elles renferment. »

Cette fois la preuve était tout-à-fait concluante.

M. Pasteur, dans la dernière séance d'octobre 1880, s'est enfin décidé à faire part à l'Académie de l'artifice qui lui permet d'obtenir une atténuatian suffisante du microbe du choléra des poules pour que son inoculation ne donne pas lieu à des accidents mortels, tout en garantissant le sujet inoculé (ou mieux *vacciné*) contre toute atteinte future de la maladie. Le secret consiste tout entier dans la durée de l'intervalle d'une culture à l'autre. Si l'on fait des cultures successives de ce microbe (pris à son plus haut degré de virulence) dans du bouillon de muscles de poule, et cela sans interruption, en prenant chaque fois la semence d'une culture dans la culture précédente, on constate que la virulence ne change pas sensiblement. Mais il n'en est plus de même s'il s'écoule un intervalle de temps considérable entre un premier ensemencement et l'ensemencement suivant. Jusqu'à trois mois, pas de changement. Mais à partir du quatrième mois, on constate une différence progressive très-frappante. La mortalité de 100 pour 100 du début s'abaisse à 80, à 60, à 40, à 20, et petit à petit à 0. Il arrive ainsi un moment où les poules inoculées sont malades sans doute, mais légèrement; on ne leur communique plus ainsi en finale qu'une maladie bénigne qui suffit néanmoins à les préserver de la maladie mortelle. En définitive, le microbe du choléra des poules, ainsi atténué, constitue un véritable *virus vaccinal* que M. Pasteur, au milieu des plus vives protestations, n'a pas craint d'assimiler au vaccin jennérien dont la communauté d'origine avec la variole ne fait aucun doute pour lni. « Quant à moi, je crois à la communauté d'origine, mais je m'appuie en cela sur les résultats de mes expériences dans lesquelles je produis tantôt un virus tellement actif qu'il tue tous les animaux auxquels on l'inocule, tantôt un virus atténué dont l'inoculation préserve du virus le plus actif, comme par une véritable vaccination; j'obtiens donc un véritable vaccin du choléra des poules.

» Je me demande pourquoi l'on n'admettrait pas que l'on peut passer du virus varioleux au virus vaccin par des atténuations successives, sans recourir à l'hypothèse de l'atténuation du virus varioleux par son passage à travers l'organisme des animaux. Je pense que les résultats de mes expériences ont une autre valeur que les impressions vagues sur lesquelles se fondent les médecins. Rien, suivant moi, ne démontre la réalité de l'opinion de Jenner, que le horse-pox et le cow-pox ne sont autre chose que la variole humaine atténuée par son passage à travers l'organisme du cheval et de la vache, tandis que mes expériences démontrent la possibilité de passer du virus varioleux au virus vaccin par des atténuations successives en dehors de l'organisme des animaux. » (1).

En concluant ainsi de ce qu'il avait observé pour un virus qu'il en doit être de même pour tous, M. Pasteur faisait un raisonnement par

____

(1) *Acad. de médecine*, séance du 25 mai 1880.

analogie très-contestable. En fait, l'hypothèse de la communauté d'origine du virus vaccinal et du virus variolique n'est nullemeut justifiée jusqu'à présent, et je dois ajouter, pour rester dans la vérité, qu'elle n'a guère trouvé créance dans le public médical.

b. — A la première sommation de l'Académie, M. Toussaint n'a pas hésité à rompre le silence dans lequel il avait cru prudent, lui aussi, de se renfermer tout d'abord. Cette marque de déférence envers l'illustre Assemblée nous a valu de connaître tout de suite la nature du vaccin que cet habile expérimentateur soutient avoir découvert contre le charbon.

Ce vaccin n'est pas autre chose que le sang charbonneux défibriné et chauffé à 55° pendant 20 minutes environ, de telle façon que les bactéridies soient tuées et qu'il n'en reste plus que le résidu. L'action de cette substance serait due à l'existence du liquide *phlogogène* sécrété par les bactéridies suivant les données antérieures de M. Pasteur.

M. Toussaint, qui voulait simplement rendre les ganglions imperméables pour le virus dans une région déterminée en y faisant arriver ce liquide spécial, crut s'apercevoir que le résultat obtenu était beaucoup plus important qu'il n'aurait osé l'espérer, puisque l'organisme tout entier de l'animal en expérience semblait devenir de la sorte réfractaire à toute tentative ultérieure d'inoculation. Il faudrait toutefois douze à quinze jours pour que l'immunité fût complète. Mais, après ce délai, les bactéridies charbonneuses inoculées disparaîtraient sans laisser aucune trace de leur passage dans le sang ni dans les tissus.

Pour compléter les expériences faites à Toulouse, le Ministre de l'agriculture consentit à livrer un certain nombre de moutons à M. Toussaint qui alla les répéter à Alfort. Cette contre-épreuve avait paru d'abord réussir à souhait. Aussi eurent-elles un grand retentissement. Dans son enthousiasme, M. Bouley s'écriait : « De pareils résultats me paraissent d'un immense intérêt. La médecine étiologique entre dans une ère nouvelle. Le *quid divinum*, ou mieux le *quid ignotum*, devient quelque chose de connu. Nous sommes en droit de supposer que, dans un temps prochain, tous les génies épidémiques deviendront quelque chose d'appréciable, de matériel, pouvant être étudié et cultivé comme l'est aujourd'hui le charbon, et l'on arrivera ainsi à une prophylaxie d'une certaine puissance. Heureux les jeunes qui pourront assister à l'éclosion de pareilles découvertes ! Heureux les hommes plus avancés en âge qui sont assez bien organisés physiologiquement et psychologiquement pour consentir à voir, à se rendre à l'évidence de ces faits et pour se dire : je vois, je sens, je crois, je suis désabusé ! » (1).

Mais devant l'insuccès de plusieurs expériences ultérieures, les résultats annoncés par M. Toussaint semblèrent moins certains qu'on ne l'avait cru tout d'abord, et la découverte du professeur de Toulouse ne tarda pas à être battue en brèche. M. Colin, toujours ardent à la lutte, entreprit des expériences contradictoires et aboutit à des conclusions absolument opposées. Voici le résumé de la *note sur un prétendu moyen de conférer l'immunité contre le charbon* qu'il vint lire à l'Académie (2) :

« 1° La virulence du sang charbonneux s'éteint ou à peu près entre 55 et 57 degrés centigrades, *pour des causes qui restent à déterminer ;*

» 2° Dans les cas où le sang chauffé à ce degré ne perd pas ses propriétés, il détermine un charbon complet avec tous ses attributs ;

» 3° Le sang chauffé dont la virulence est perdue ne jouit plus d'aucune action et se comporte comme celui d'un animal sain ;

---

(1) *Acad. de Méd.,* séance du 21 septembre 1880.
(2) Séance du 1ᵉʳ mars 1881.

» 4° Ce même sang dont la virulence a été éteinte par la chaleur *ne confère pas l'immunité, car les animaux auxquels on l'a inséré contractent ultérieurement le charbon aussi facilement que les autres et y succombent dans les délais ordinaires en présentant toutes les lésions caractéristiques de la maladie.*

A cette négation formelle du résultat de ses travaux, M. Toussaint a répondu par une note lue à l'Académie par M. Bouley (1). Dans cette note, M. Toussaint affirme que le nombre des animaux rendus indemnes dépasse en ce moment 40 (chiens, chevaux, moutons et lapins). Si M. Colin ne parvient pas à conférer l'immunité après avoir soumis le liquide virulent à une température de 55°, d'autres expérimentateurs y arrivent, non-seulement pour le charbon, mais encore pour la septicémie. « Si ces faits ne suffisent pas à convaincre M. Colin, je puis, dit M. Toussaint, mettre sous ses yeux deux brebis rendues indemnes au mois de mai dernier, qui ont été inoculées plusieurs fois, et depuis ce temps ont été réunies dans le troupeau et viennent de mettre bas deux agneaux, lesquels inoculés, ainsi que leurs mères, avec

____

(1) Séance du 8 mars.

le charbon le plus violent, l'ont supporté sans accuser le moindre malaise. »

A l'appui de la note de M. Toussaint, M. Bouley fit remarquer fort à propos que M. Colin, dans ses expériences contradictoires, ne s'était pas mis dans les mêmes conditions que M. Toussaint, puisqu'il avait expérimenté sur des lapins, tandis que les expériences de M. Toussaint avaient porté sur des moutons; en outre, M. Toussaint avait inoculé du sang défibriné, tandis que M. Colin avait inoculé du sang non défibriné.

Malgré tout, les attaques de M. Colin avaient fortement ébranlé l'opinion; peut-être même auraient-elles fait oublier, pour quelque temps, le vaccin du charbon, si M. Pasteur, reprenant la question, ne se fût mis en mesure de faire connaître de nouvelles expériences, irréfutables cette fois. Voici, en effet, les arguments victorieux qu'il a pu faire valoir devant l'Académie. Il s'agit d'expériences que ce savant, de concert avec MM. Roux et Chamberland, ses collaborateurs ordinaires, a récemment entreprises sur les animaux qu'une société d'agriculture, bien inspirée, lui avait procurés dans ce but : « La société d'agriculture de la Marne, présidée par M. de la Rochette, avait mis à sa disposition un troupeau de soixante moutons, plus dix bœufs ou vaches. Dix moutons ont été réservés comme terme de comparaison; vingt-quatre autres, plus une chèvre et six vaches, furent inoculés deux fois, à douze jours de distance, avec du virus charbonneux affaibli. Ces derniers animaux, plus un nombre égal d'autres moutons et quatre vaches qui n'avaient pas subi de vaccination préalable, furent inoculés le 2 juin avec du virus charbonneux très-énergique. Deux jours après, tous les moutons non vaccinés étaient morts ou mourants, tandis que les autres survivaient et paraissaient en bonne santé, sauf une brebis pleine qui mourut quelques jours après.

» Les vaches vaccinées, puis inoculées, se portaient bien; celles qu'on avait inoculées sans vaccination préalable étaient très-malades, mais elles ne moururent point. M. Pasteur avait du reste annoncé d'avance que les vaches offraient à l'action du charbon une résistance beaucoup plus grande que les moutons. Ces expériences avaient eu lieu devant une assistance très-nombreuse et dans laquelle se pressaient un grand nombre de vétérinaires; tous furent pleinement convaincus, à tel point qu'un vétérinaire exprima le désir de se voir vacciné avec le virus charbonneux affaibli pour être à l'abri de l'inoculation charbonneuse. » (1).

Il faut remarquer que le procédé employé pour l'atténuation du virus n'est pas le même que celui de M. Toussaint. M. Pasteur atténue, par des procédés de culture particuliers, la puissance morbifère de la bactéridie charbonneuse et amène ce microbe à un point tel que son inoculation ne provoque plus que des accidents sans gravité, éphémères, et que l'immunité contre l'inoculation ultérieure du sang charbonneux le plus virulent se trouve en outre conférée à l'animal en expérience. — Le procédé de M. Toussaint est bien différent, comme nous l'avons vu ; cependant de nombreuses expériences semblent avoir démontré que le vaccin qu'il prépare confère, lui aussi, le plus souvent, l'immunité. Toutefois, il arrivait de temps en temps que son procédé était infidèle. Cela prouve uniquement que celui de M. Pasteur vaut mieux, et que les grandes découvertes se font rarement d'un seul jet ; il n'en reste pas moins sans conteste à l'habile expérimentateur toulousain le mérite de l'initiative.

Voici comment M. Pasteur parvient à atténuer la puissance toxique de la bactéridie :

---

(1) *Acad. de Méd.*, séance du 14 juin 1881

« M. Pasteur avait d'abord vu que le virus du choléra des poules s'affaiblissait rapidement quand on le conservait au contact de l'air. Il s'est donc demandé s'il en serait de même du virus du charbon. Mais le cas était autre. Au contact de l'air, le virus du charbon restait toujours aussi actif. M. Pasteur a cherché la cause de cette différence, et il l'a trouvée. Tandis que le microbe du choléra des poules se multiplie toujours par scissiparité sans jamais se transformer en germes, la bactéridie du charbon se multiplie des deux manières, et, une fois en germes, elle résiste à toute cause d'affaiblissement. Il fallait donc pouvoir empêcher cette bactéridie de former des germes. C'est ce qu'obtient M. Pasteur en maintenant le virus charbonneux à une température de 45°. Tant qu'il reste soumis à cette température au contact de l'air, il s'affaiblit successivement, et aucun germe ne s'y produit sous forme de corpuscule brillant. Ce point une fois acquis, M. Pasteur possédait le moyen d'avoir des virus atténués dans la proportion qu'il voulait. En effet, par un abaissement de température, il rendait de nouveau possible la production de corpuscules brillants, désormais presque indestructibles, portant en eux le mal en puissance, mais atténués dans leur violence comme les microbes dont ils étaient nés. De telle sorte que tel virus ne tuera plus aucun animal, que tel autre tuera seulement les animaux les plus susceptibles, tel autre de plus réfractaires, etc. Rien jusqu'ici ne faisait prévoir qu'on pourrait jamais en arriver là. Et cette méthode, qui appartient tout entière à M. Pasteur, est loin d'avoir dit son dernier mot. Nul ne peut prévoir de combien d'applications elle est susceptible.

» L'admiration pour M. Pasteur s'impose même aux plus incrédules quand ils sont en présence des faits. Si M. Colin eût assisté aux expériences de Pouilly-le-Fort, il aurait lui-même applaudi, malgré lui, *par action réflexe.* » (1).

____

(1) *Acad. de Méd., Disc. de M. Bouley,* séance du 21 juin 1881.

CHAPITRE II

ACTION DES MICROBES SUR L'ORGANISME.

Après avoir étudié les microbes en général, la question se pose tout de suite d'en indiquer sommairement l'action sur l'organisme et de déterminer leur rôle dans l'éclosion et l'évolution des maladies dans lesquelles ils entrent, d'après M. Pasteur, à titre de facteur principal.

§ I

Les microbes sont-ils les vrais agents septiques?

Résultats expérimentaux. — De tout temps les médecins ont remarqué que l'absorption des matières putrides engendre une intoxication spéciale. Hippocrate, dans sa description de la fièvre ardente et dans plusieurs passages de son *Livre des Humeurs et des Epidémies*, décrit les symptômes de la *putridité*. L'école de Galien, poussant jusqu'au bout les conséquences de la théorie humorale, admet que la putridité se produit dans les humeurs stagnantes chaque fois que, soumises à une température élevée, elles subissent, sans s'évaporer, des modifications susceptibles de provoquer l'état fébrile. Cette interprétation trop large de la putridité se restreint peu à peu. Sydenham en détache les fièvres inflammatoires et Pringle les fièvres nerveuses et bilieuses. Mais, avec l'invasion des doctrines solidistes qui se substituent si intempestivement à la vieille médecine humorale, l'idée de putridité disparaît pour quelque temps. Broussais lui donne le dernier coup, et on ne la voit renaître que grâce à la légitime réaction qui ne tarde pas à se produire contre les colossales exagérations de cet illustre hérésiarque. On apprend de nouveau à s'incliner devant les enseignements de l'observation et de l'expérience, même lorsqu'ils sont gênants pour une théorie préférée. Le génie cède la place au bon sens et à la prudence ; on observe avant de théoriser.

Avec l'école expérimentale, la putridité reparaît sous le nom de septicémie. Bien plus, on

ne veut pas se contenter de savoir d'une manière générale que l'absorption d'un liquide
putréfié est toxique, et on institue des expériences pour chercher à spécifier la nature de
l'agent toxique. On s'est successivement posé
la question de savoir si cet agent est gazeux,
si c'est un composé soluble, ou enfin s'il est
vivant, autrement dit s'il n'est autre qu'un
microbe.

a. — Tout le monde connaît la fameuse expérience de Bichat démontrant que les gaz
fétides que l'on respire dans les salles de dissection pénètrent dans l'organisme par les
poumons et par la peau. Weber semblait croire
que ces gaz sont les facteurs des *fièvres d'am-
phithéâtre*. Magendie tira une opinion tout-à-fait
contraire des expériences qu'il fit sur des lapins
en les soumettant longtemps à l'action d'une
atmosphère chargée d'émanations putrides.

En 1822, Gaspard fit des recherches plus
complètes en injectant dans les veines des
animaux les divers gaz qui s'échappent du sein
des matières en putréfaction. L'injection de
l'acide carbonique et de l'hydrogène sulfuré ne
lui donnèrent que des résultats négatifs. Par
contre, les injections d'ammoniaque amenèrent toujours les accidents les plus graves;

mais il faut remarquer que les divers gaz ainsi injectés étaient de provenance chimique. Ces expériences ont été répétées par Hufschmidt, sous l'impulsion de Billroth, et n'ont abouti qu'à des résultats sans importance se traduisant seulement par des accidents locaux. D'autres expérimentateurs n'ont pas obtenu mieux, et il paraît bien démontré aujourd'hui qu'aucun des nombreux gaz qui naissent de la putréfaction ne constitue l'agent toxique de l'infection septicémique.

b. — Les avis sont plus partagés sur la question de savoir si l'agent septique ne serait pas un composé chimique dissous dans les liquides des matières en putréfaction.

Panum a distillé des liquides putrides et constaté que l'évaporation n'entraîne pas le poison, qu'une longue ébullition ne le détruit pas, enfin qu'il est soluble dans l'eau et non dans l'alcool. Il conclut à une analogie de ce poison avec les alcaloïdes et le venin des serpents, et affirme que les substances albuminoïdes contenues dans les liquides putrides ne doivent leurs propriétés toxiques qu'à ce poison fixé à leur surface et d'où on peut le détacher par des lavages successifs.

Hemmer, au contraire, ayant répété l'expérience, soutient que les substances albuminoïdes contenues dans la cornue sont les véritables agents de l'intoxication, et que leur action sur le sang est analogue à celle des ferments.

D'autres expérimentateurs ont procédé par filtration. Bergmann ayant chauffé le liquide filtré jusqu'à l'ébullition, le traite ensuite par l'alcool et l'éther, et, comme il conserve encore toutes ses propriétés toxiques, il en conclut qu'il doit contenir un corps soluble qu'il s'efforce d'isoler. Après de longs tâtonnements, il parvient à en dégager, en effet, un composé chimique cristallisé en aiguilles très-minces auquel il donne le nom de *sepsine*. L'inoculation de cette substance, même à doses infinitésimales, donnant lieu à une intoxication grave, il s'est cru autorisé à en conclure qu'il avait mis la main sur le véritable agent de l'empoisonnement putride.

Les résultats obtenus par Bergmann seraient tout-à-fait démonstratifs s'il était bien prouvé, d'un côté qu'il a isolé un principe parfaitement défini, de l'autre que l'intoxication à laquelle ce principe donne lieu n'est autre que la septicémie vraie.

Or, dans ces cristaux, que Bergmann croyait constitués par du sulfate de pepsine, Panum a trouvé un corps soluble dans l'eau, Zuelger un alcaloïde très-actif, etc. C'est sans doute devant ces contradictions que M. Verneuil, qui admet l'existence de la sepsine, a cru prudent de ne considérer celle-ci que *comme une expression propre à témoigner de l'idée qu'il se fait d'un poison unique.*

Quant à la nature de l'affection qu'elle engendre, l'école de M. Pasteur nie formellement son identité avec la septicémie vraie.

J'aurai l'occasion tout-à-l'heure, à propos du vibrion septique, de rapporter les expériences de M. Pasteur qui établissent la manière dont on doit concevoir la septicité des liquides putrides. « Or, dans les expériences exposées par M. Pasteur, on voit un liquide septique, pris à un certain moment, alors que les vibrions ne sont pas encore transformés en germes, perdre toute virulence par le simple contact de l'air, conserver au contraire cette virulence, quoique exposé à l'air, à la seule condition d'avoir été en épaisseur pendant quelques heures. Dans le premier cas, après perte de la virulence au contact de l'air, le liquide est incapable de reprendre celle-ci par la culture ; mais, dans le second cas, il conserve et peut propager de nouveau cette virulence, même après qu'il a été exposé au contact de l'air. Il n'est donc pas possible, d'après M. Pasteur,

de soutenir qu'en dehors et à côté du vibrion
adulte ou de son germe, il y ait une matière
virulente propre, liquide ou solide. Ainsi se
trouve réfutée la théorie allemande de la sepsine. » (1).

Ajoutons que Bergmann affirme que le poison
est dialysable, tandis que M. Onimus a constaté le contraire. Il est vrai que les conclusions
que ce dernir tire de son expérience sont loin
d'être incontestables. Sans doute, l'eau distillée dans laquelle il a plongé le cornet de
papier à dialyse contenant du sang putride,
n'acquiert aucune qualité toxique, et c'est en
cela que l'assertion de Bergmann se trouve
combattue. Mais, de ce que cette eau est devenue lactescente et chargée de protoorganismes, il ne s'ensuit pas forcément qu'on doive
adopter la première conclusion qu'il en tire, à
savoir que « le vibrion n'est pas l'agent de
l'infection putride ». Quelle que soit, en effet,
l'analogie de forme qui existe entre le microbe
contenu dans l'eau distillée, après l'expérience,
et le vibrion septique de M. Pasteur, il serait
bien téméraire d'affirmer qu'il lui est identique;
nos connaissances à ce sujet sont trop insuffisantes. Aurait-il traversé le papier, ce qui est

______

(1) Brochin, *Gaz. des Hôp.*, n° du 14 mai 1878.

possible, il n'est nullement prouvé que l'eau distillée lui eût permis de vivre et de proliférer, et il est plus rationnel de croire que les microbes inoffensifs qu'il contient sont le résultat de l'évolution des germes que l'air y a transportés.

c. — Quant à l'opinion qui attribue aux microbes le rôle actif, elle a trouvé, il faut l'avouer, de nombreux contradicteurs. Les uns ont essayé de démontrer que la putréfaction se produit, dans certains cas, en l'absence de tout microbe; d'autres ont cru avoir trouvé un argument décisif dans ce fait que les liquides putrides filtrés, et débarrassés ainsi de tout microbe, conservent leur virulence; d'autres, en détruisant les microbes, soit par la chaleur, soit par les antiseptiques, ont fait valoir que le liquide septique n'en reste pas moins toxique; d'autres, enfin, en injectant à des animaux des liquides très-riches en vibrioniens sans provoquer d'accidents, ont cru à leur tour avoir trouvé là un argument irrésistible.

I. — Rinfleisch affirme l'absence de tout protoorganisme dans la putréfaction des enfants nouveau-nés. Billroth a vu du pus devenir extrêmement fétide deux jours avant qu'on

pùt y constater la présence d'aucun organisme.
M. Colin a soutenu une opinion semblable
devant l'Académie. M. Robin affirme aussi
avoir constaté l'absence de toute bactérie dans
une foule de tissus dont la putridité est pourtant rendue incontestable par leur consistance
et leur odeur. A leur tour, MM. Mathieu et
Urbin ont cru avoir donné la démonstration
expérimentale de la fermentation putride du
pus sans le concours d'aucun organisme-fer-
ment.

Toutes ces affirmations ont été démenties par
des observations plus rigoureuses.

En effet, si plusieurs n'ont pas trouvé, au
début, de microbes dans les substances putréfiées, c'est qu'ils n'ont pas su les y voir. Il est
quelquefois très-difficile de découvrir le vibrion
septique, ainsi que nous le verrons tout-à-l'heure.
Aujourd'hui que la démonstration est faite, il
ne reste plus aux adversaires de la théorie des
germes d'autre ressource que d'avancer que,
si l'on ne peut nier l'existence des microbes
dans les substances en putréfaction, ces microorganismes n'y apparaissent qu'à titre de
témoins et de bénéficiaires. Mais cette opinion
est bien difficile à soutenir depuis que M. Pasteur
est parvenu à isoler, à cultiver le vibrion septique, et, après l'avoir inoculé à des animaux,

à provoquer ainsi des accidents septicémiques toujours identiques.

II. — D'un autre côté, Panum a examiné, à l'aide des plus forts grossissements, les liquides putrides filtrés, sans pouvoir y découvrir le moindre microbe ; et cependant ce liquide inoculé entraîne l'explosion de tous les symptômes de la septicémie. Kussner ne constate aucune différence, à ce sujet, entre les liquides filtrés ou non filtrés. Wolff soutient même que l'intoxication obtenue avec la liqueur filtrée offre une plus grande intensité. Un grand nombre d'autres observateurs ont reproduit ces expériences et adopté les mêmes conclusions.

Mais cette objection perd toute valeur devant ce fait bien connu aujourd'hui qu'on ne peut jamais avoir l'assurance d'être arrivé à une filtration parfaite, même après vingt opérations successives (Bergmann), même en se servant d'un tamis formé de plusieurs doubles de batiste très-fine (Chauveau). Par contre, M. Feltz a démontré que si du sang putréfié ne perd rien de ses qualités septiques et conserve un très-grand nombre de microbes après la filtration simple, on peut débarrasser de ces agents toxiques le liquide clair qui a traversé le tamis ou le papier en le soumettant à une filtration spéciale à travers une couche de charbon et de coton dans un tube en verre fixé sur la cloche d'une machine pneumatique. Le liquide obtenu de la sorte a perdu toute puissance toxique en laissant à travers le second filtre tous les microbes dont il était primitivement chargé.

On le voit, les procédés de filtration employés contre la théorie des germes tournent à son profit en devenant d'une rigueur absolue.

III. — Panum ne s'était pas contenté de la filtration défectueuse. Il y avait encore ajouté, ainsi que Bergmann, l'application d'une température de 100°, qu'il croyait suffisante pour anéantir les microbes et leurs germes. Thinn, Clementi et bien d'autres ont fait la même expérience, et comme le liquide conserve toujours, après l'ébullition, ses propriétés infectantes, ils en concluent que les agents septiques ne sauraient être les microbes.

Mais cette objection, qui avait paru si décisive tout d'abord, est bien vite tombée devant la constatation d'un fait important que j'ai déjà eu l'occasion de consigner, à savoir que si la température de l'eau bouillante tue les microbes adultes, elle ne peut rien contre leurs germes qui résistent à des températures beaucoup plus élevées sans rien perdre de leur puissance germinative.

Il en est de même des agents chimiques également employés par les divers expérimentateurs : alcool, éther, acides phénique, salicylique, borique, etc. Leur pouvoir antiseptique est borné à la destruction des microbes adultes; ils ne peuvent rien contre leurs germes. Il ne s'ensuit pas pour cela que l'acide phénique et les autres antiseptiques employés en chirurgie soient incapables de rendre la plaie aseptique. Sans doute, ils ne détruisent pas les spores; mais, comme ces spores n'ont, par elles-mêmes, aucun pouvoir toxique, et qu'il est nécessaire qu'elles se transforment en microbes pour agir dans ce sens, il suffit que les antiseptiques *s'opposent à leur développement* pour que l'efficacité de ces derniers soit incontestable. Bien plus, alors même que les spores pourraient encore se développer au milieu d'une atmosphère antiseptique, les microbes ainsi engendrés y périraient infailliblement aussitôt après leur formation, sans avoir pu exercer leur puissance infectante.

IV. — On a opposé enfin d'autres faits qui semblent d'abord plus difficiles à réfuter.

Leplat et Jaillard injectent sous la peau des

animaux des liquides très-riches en microbes, sans qu'il en résulte d'accidents. Billot et Onimus ont fait connaître des résultats semblables. Afin de prouver l'immunité des bactéries, Richardson n'hésite pas à en ingérer une certaine quantité, qu'il retrouve dans le sang, et il ne constate ensuite aucun symptôme fâcheux. Enfin Hiller, poussant l'audace encore plus loin que Richardson, a osé s'inoculer à lui-même des liquides putrides, et il n'a éprouvé aucun accident.

M. Pasteur a cependant trouvé une réponse à ces faits bien établis. Cette réponse peut se résumer en ceci qu'il s'en faut que les microbes soient tous de même nature; que l'eau ordinaire en contient des myriades qui, inoculés sous la peau, dans le tissu cellulaire ou dans la plèvre des animaux, ne peuvent s'y développer et y meurent rapidement sans produire aucun phénomène d'intoxication.

Divers microbes peuvent d'ailleurs contribuer à la production de l'empoisonnement septicémique; mais il ne reconnaît qu'à l'un d'entr'eux une puissance vraiment spécifique. Ce microbe et le *vibrion septique*.

Il est donc certain, selon M. Pasteur, que les injections négatives que je viens de citer ne contenaient que des microbes dont le développement dans l'organisme est ou impossible ou sans danger aucun. Il n'en est pas de même d'une catégorie de microbes dont la puissance toxique ne saurait être mise en doute qui oserait, par exemple, présenter son bras à la lancette de M. Pasteur chargée de bactéridies non atténuées.

Ces différences dans l'action des microbes, si souvent constatées par les divers expérimentateurs, n'ont pas laissé que de frapper vivement M. Pasteur qui n'hésite pas à y voir, en outre, les effets d'une *lutte* dans laquelle l'organisme met en ligne de bataille sa *résistance vitale*. Voici de quelle manière il s'est expliqué, devant M. Brochin, sur le sens qu'il faut donner à ces mots, nullement incompatibles avec la théorie des germes, ainsi qu'on pourrait le croire de prime-abord : « Si les choses se passent autrement que dans un liquide de culture où les microbes se conservent à l'état de germes quand ils ont cessé de pouvoir se nourrir à l'état de bâtonnets, c'est que, dans un milieu vivant, ils trouvent des éléments hostiles, qui peuvent les frapper de mort, et, une fois morts, les désagréger, les absorber, les annihiler.

» Parmi les circonstances physiques dont il faut connaître l'influence sur le résultat de la lutte, la chaleur vitale joue un rôle, comme M. Pasteur l'a montré pour le charbon inoculé aux poules.

» Il croit aussi, que lorsqu'il s'agit de microbes *très-aérobies,* ayant besoin pour vivre de beaucoup d'oxygène, leur mort peut résulter de la grande énergie des échanges vitaux, usant cet oxygène dans les liquides organiques et l'intimité des tissus. Le microbe serait le plus faible dans cette *lutte pour la vie* engagée entre lui et les cellules vivantes.

» Mais ceci nous ramènerait bien près de la pathologie cellulaire de Virchow, et M. Pasteur a, nous semble-t-il, un esprit trop puissant, trop large, pour se renfermer obstinément dans cette conception étroite. Il nous a paru très-frappé de ce que nous lui avons raconté relativement aux résultats d'expériences sur les animaux, faites par M. Brown-Séquard au collège de France.

» M. Brown-Séquard classe aujourd'hui ces faits sous le vocable *inhibition,* mot forgé qu'il faut rapprocher du mot *prohibition* pour en saisir le sens.

» L'inhibition serait l'empêchement, l'obstacle plus ou moins complet que le système nerveux central, dans des circonstances déterminées, pourrait apporter à l'accomplissement normal d'actes ou de phénomènes vitaux.

» Bref, la cellule n'est pas tout dans la résistance aux microbes et dans l'entretien de la vie. Quel que soit le point de vue sous lequel on le place, l'être vivant garde son unité, sa centralisation puissante, malgré l'activité féconde et l'autonomie apparente de ses éléments cellulaires (1).

Quoi qu'il en soit, il est certain que s'il est encore difficile de bien préciser le rôle de tous les microbes dans la genèse des maladies septiques, leur présence constante dans les humeurs du corps des animaux infectés, leur multiplication si la maladie s'aggrave, au contraire leur diminution progressive et leur disparition si elle tend à la guérison (Vulpian), n'en indiquent pas moins une relation de cause à effet. Il paraît bien difficile aujourd'hui, de soutenir, comme on l'a fait et comme on le fait encore quelquefois, que les microbes ne sont que les produits ou les bénéficiaires des états morbides divers dans lesquels leur présence est signalée.

Les adhésions les plus flatteuses viennent d'ailleurs encourager tous les jours les cham-

______

(1) Brochin — *Gaz. des Hôp.* du 10 juillet 1880.

pions de cette théorie. On comprend la portée
immense qu'elles ont lorsqu'elles émanent des
savants les plus éminents. On comprend aussi
la légitime satisfaction qu'elles doivent procurer
à celui dont les travaux ont servi de point de
départ à tous les progrès actuels. Ce ne fut donc
pas sans une légitime émotion que M. Pasteur,
terminant une de ses intéressantes lectures à
l'Académie (30 avril 1878), put s'écrier : « il y
a quelques semaines, M. Sédillot, après avoir
longuement médité sur les enseignements d'une
brillante carrière, n'hésitait pas à déclarer que
les succès comme les revers en chirurgie trouvaient une explication rationnelle dans les principes sur lesquels repose la théorie dite des
germes, et que celle-ci donnerait lieu à une
chirurgie nouvelle déjà imaginée par un célèbre
chirurgien anglais, le docteur Lister, qui, un
des premiers, en a compris la fécondité. Sans
aucune compétence professionnelle, mais avec
la conviction de l'expérimentateur autorisé,
j'oserais répéter ici les paroles de notre éminent
confrère. »

La seule question qui paraisse devoir être
tranchée désormais est celle de savoir si les
microbes sont la cause directe du mal, en le
produisant d'emblée, ou bien s'ils ne l'engendrent que secondairement, par un virus qu'ils

auraient le don de sécréter. La première thèse est celle de M. Pasteur ; la seconde est soutenue, en France, par M. Chauveau.

Malgré tout, la théorie parasitaire des maladies infectieuses ne sera vraiment constituée que lorsqu'on aura trouvé, pour chacune de ces maladies, un microbe spécial, ou, pour mieux dire, spécifique.

Comptons maintenant les pas qu'on a déjà faits dans cette voie.

§ II

a. — Le premier microbe spécifique dont il a été fait une exacte description est la bactéridie du charbon, connue encore sous le nom de *bacillus anthracis* (Cohn).

C'est au cours de leurs fameuses expériences sur le sang de rate, à Chartres et à Paris, que MM. Rayer et Davaine le découvrirent, en 1850.

Cette découverte fut publiée en Allemagne pour la première fois, en 1858, par Brauel. L'année suivante, on exhuma une observation analogue de Fusch, plus ou moins authentique, et qui aurait été faite dès 1842. Quoi qu'il en soit, la découverte de la bactéridie du charbon n'a acquis une valeur réelle qu'après les travaux de M. Pasteur sur la fermentation.

Delafond, en 1860, s'attache à démontrer que ce microbe est la cause véritable des maladies charbonneuses, et M. Davaine, reprenant ses recherches, établit la présence constante des bactéridies dans le sang des animaux charbonneux ; il démontre, en outre, que l'inoculation de ce sang à d'autres animaux reproduit constamment chez eux la maladie et les tue infailliblement.

La publication de ces résultats devint le signal d'une véritable levée de boucliers dans le monde savant. Signol, Leplat et Jaillard, Sanson, etc., cherchèrent à battre en brèche la théorie parasitaire naissante ; mais leurs expériences contradictoires ne purent parvenir qu'à l'ébranler momentanément, et M. Davaine n'eut pas de peine à démontrer à ses adversaires qu'ils les avaient effectuées avec du sang trop vieux, la bactéridie étant très-avide d'oxygène et ne tardant pas à périr par asphyxie dès que la provision de ce gaz contenue dans le sang est entièrement consommée.

C'est surtout par la méthode des cultures successives que M. Pasteur a pu démontrer rigoureusement la nature parasitaire du charbon et donner aux premières assertions de M. Davaine une certitude absolue. Cet habile observateur a reconnu que l'urine neutre et alcaline constitue le milieu de culture le plus favorable, et c'est dans son sein qu'il a pu jeter la semence du charbon. Toutes les précautions furent prises, dans ces ensemencements, pour s'opposer d'une manière absolue à l'introduction des germes extérieurs. M. Pasteur s'est servi, dans ce but, d'un très-ingénieux appareil qui permet de mettre en contact, un moment, le liquide qui contient déjà des bactéridies avec celui dans lequel on veut ensemencer quelques-uns de ces microbes. Or, il arrive qu'après avoir répété souvent cette opération, le liquide ne contient plus aucun élément du sang charbonneux autre que les bactéridies charbonneuses elles-mêmes. « En effet, que resterait-il en dehors d'elles? Rien qui ne se fût multiplié comme elles; car après tant de dilutions successives, le peu de particules entraînées primitivement auraient disparu. Or, que pourrait-on supposer qui se multipliât et qui pût constituer le virus charbonneux? Serait-ce des corps corpusculaires, comme M. Chauveau en a décrit dans le vaccin? Mais dans ce cas on verrait un louche se former dans le liquide par suite de la multiplication des corpuscules. Or, le liquide garde sa transparence d'une manière absolue. Serait-ce donc alors une substance virulente soluble, une sorte de diastase? Mais quand on filtre les liquides chargés de bactérides charbonneuses, on constate que le liquide filtré est absolument inoffensif, tandis que les bactéridies qui restent sur le filtre tuent rapidement les animaux auxquels on les inocule. Quel que soit le nombre des transports des bactéridies d'un liquide à un autre, elles n'en donnent pas moins le charbon. On peut donc appeler aujourd'hui le charbon *la maladie de la bactéridie*, comme la trichine est *la maladie de la trichine*, comme la gale et *la maladie de l'acarus qui lui est propre.* » (1).

M. Toussaint a eu l'ingénieuse idée de se servir de la chambre humide de Ranvier pour constater au microscope le développement que les bactéridies subissent dans ces conditions. « Après une heure, elles ont doublé de volume, après deux heures, elles ont décuplé, et, au bout de huit à dix heures, elles couvrent complètement le champ du microscope. »

Pour que la bactéridie puisse vivre et se multiplier, il est nécessaire qu'elle absorbe de l'oxygène ; autrement dit, elle est *aérobie*. La

____

(1) Pasteur, *Acad. de Méd.* 17 juillet 1877.

nécessité de cette sorte de respiration entraîne des conséquences importantes : quand cette bactéridie se trouve dans un milieu limité, en présence d'autres êtres aérobies, avides d'air comme elle-même, de cette concurrence, il résulte une *lutte pour l'existence* dans laquelle elle peut ne pas être la plus forte. M. Pasteur, on le voit, tient compte, lui aussi, de la résistance vitale, et on ne peut plus invoquer contre sa théorie une prétendue assimilation du corps vivant, dans ses réactions, à une matière morte.

Les expériences de M. Paul Bert ont été réduites à néant par la constatation de ce fait important que, si les bactéridies adultes sont tuées par l'action de l'oxygène comprimé et de l'alcool, leurs germes résistent parfaitement, et qu'ils supportent même les températures les plus hautes comme les plus basses, sans avoir rien perdu, serait-ce après plusieurs années, de leur puissance germinative. M. Bert n'a pas hésité, du reste, à convenir loyalement de son erreur dans une note lue à l'Académie des Sciences par Cl. Bernard (oct. 1877). Ainsi s'explique ce fait, resté mystérieux jusqu'à présent, qu'on constate souvent, en dehors de toute épidémie, la réapparition du charbon sur des points qu'il semblait avoir quittés depuis longtemps. Dans une première expérience,

M. Pasteur a répandu du sang charbonneux sur un coin de terre dans laquelle, après plusieurs mois, il a pu retrouver des germes de bactéridies qui, inoculés à des cobayes, leur ont communiqué le charbon. Il a pu également recueillir des germes dans des parcelles de terre prises sur une fosse dans laquelle, dix mois auparavant, il avait fait enfouir un mouton charbonneux; les animaux auxquels il les a inoculés ont péri de la même manière.

On sait que dans les pays charbonneux, certains parages sont plus dangereux que d'autres. Ces *champs maudits*, comme on les appelait autrefois, sont ceux-là mêmes qui ont servi de cimetière aux animaux morts du charbon. Les spores charbonneuses que les bactéridies ont laissées dans leurs cadavres montent à la surface du sol par l'intermédiaire du ver de terre que M. Pasteur appelle d'une façon très-pittoresque le *messager du charbon*. Voici l'expérience très-concluante que ce savant vient de faire dans un de ces champs maudits : « deux jardins où l'on cultivait pendant l'été divers légumes, et dans lesquels on avait enfoui les cadavres des animaux morts charbonneux dans cette ferme, furent choisis pendant l'hiver comme terrains d'expériences; on y conduisit tous les jours sept moutons qui n'y trouvaient rien à brouter, mais qui humaient l'air au-dessus du sol. Au bout de quelques semaines, deux de ces animaux étaient morts du charbon, tandis que les autres animaux, qui couchaient dans la même étable et mangeaient les mêmes fourrages, restaient complètement indemnes. — M. Pasteur avait lessivé quelques grammes de terre pris dans ces jardins, et les eaux de lavage avaient donné le charbon aux petits animaux auxquels on les avait inoculées. » (1).

Malgré tout, suivant une habitude invétérée, M. Colin voulut tenter la contre-épreuve, et crut pouvoir tirer de ses expériences personnelles des conclusions opposées à celles de M. Pasteur. Pour mettre fin à ce conflit, l'Académie nomma une commission à l'effet de reproduire les expériences de MM. Pasteur, Chamberland et Roux, et, l'enquête terminée, de trancher le différend. A la séance du 17 mai 1881, M. Villemin, au nom de cette commission, est venu déclarer que les expériences répétées devant elle ont *confirmé d'une façon évidente* les faits annoncés par MM. Pasteur, Chamberland et Roux, savoir : « de la terre recueillie au-dessus des fosses où sont enfouis des ossements charbonneux, depuis plusieurs

____

(1) *Gaz. des Hôp.* n° du 3 fév. 1881

années, convenablement traitée, est susceptible de produire le charbon par inoculation. Les vers de terre sont les agents qui ramènent constamment les germes morbides de la profondeur des fosses à la superficie du sol, au moyen de leurs excréments. »

b. — Les nombreux travaux auxquels M. Pasteur dut se livrer, avec ses collaborateurs MM. Joubert et Chamberland, dans le but de repousser les attaques incessantes des adversaires de sa conception étiologique du charbon, amenèrent bientôt la découverte d'un second microbe spécifique, *le vibrion septique*.

Divers expérimentateurs soutenaient avoir inoculé du sang charbonneux à des animaux qui succombaient sans qu'il fût possible de découvrir la moindre trace de la bactéridie charbonneuse, soit dans le sang injecté, soit dans celui des animaux en expérience. Il aurait fallu s'incliner devant ces faits incontestables si M. Pasteur n'était parvenu à démontrer que le sang charbonneux dont on s'était servi, dans ces expériences, était trop vieux et trop entièrement désoxygéné par l'évolution des bactéridies pour que celles-ci pussent encore y exister; que, par conséquent, on n'avait pas inoculé le charbon, et que les animaux en expérience étaient morts d'une autre maladie. Sans doute, l'erreur est facile à commettre à première vue ; mais en y regardant de plus près, on constate quelques différences dans les symptômes du charbon vrai et de la maladie en question. Ces différences consistent surtout dans l'apparition, au niveau des aines et des aisselles, de poches gazeuses qu'on ne constate jamais pendant le cours des affections charbonneuses.

Mais, où chercher le microbe coupable ? M. Pasteur l'a découvert sur plusieurs points du corps où l'oxygène ne peut s'opposer à son développement ; car il est essentiellement anaéorobie. C'est dans la sérosité de la plèvre et du péritoine qu'on le trouve tout d'abord. Il ne passe dans le sang qu'en dernier lieu, lorsque ce fluide a été dépouillé d'oxygène par la bactéridie qui absorbe ce gaz et meurt ensuite asphyxiée. Bientôt après, son cadavre disparaît par résorption.

Ainsi s'explique l'erreur de ceux qui n'avaient pas trouvé, dans le sang charbonneux injecté, la moindre trace de bactéridie. Mais, du moins, auraient-ils pu y découvrir le second microbe, s'ils avaient su l'y distinguer. « Il est, dit M. Pasteur, d'une translucidité telle, qu'il échappe facilement à l'observation. Cependant, quand on a réussi à le voir une première fois, on le retrouve aisément, rampant, flexueux et écartant les globules du sang comme un serpent écarte l'herbe dans les buissons. »

Pour donner la preuve certaine que ce microbe est l'agent de la septicémie, M. Pasteur a cherché à le cultiver afin de s'assurer que son inoculation ultérieure fait naître cette maladie. Ses tentatives de culture à l'air libre ont toutes échoué. Par contre, il a réussi dans le vide et dans l'acide carbonique. Les liquides de culture ont des propriétés toxiques incontestables, ainsi que l'ont prouvé de nombreuses inoculations faites à des lapins qui ont rapidement succombé à la septicémie. Mais il suffit d'exposer au contact de l'air quelques gouttes du liquide virulent pour qu'elles ne tardent pas à devenir inoffensives. Les vibrions, qui y étaient contenus à profusion sous forme de filaments mouvants, ont totalement disparu.

On trouve le vibrion septique, comme agent actif, dans la putréfaction. Ses germes sont répandus partout. Les eaux communes en contiennent certainement. Il est donc fort heureux pour nous que l'oxygène fasse obstacle à leur développement, et que le sang, pendant la vie, tienne en dissolution une notable proportion de ce gaz. Mais il est malheureusement des circonstances où le germe du vibrion septique trouve sur le corps des animaux les conditions favorables à son développement.

Cette question n'a pas été sans soulever de grandes difficultés. Si l'oxygène détruit les vibrions, disait-on, comment la septicémie peut-elle exister? Comment accorder ces faits avec la théorie des germes? Comment du sang, exposé au contact de l'air, peut-il devenir septique par les poussières que l'air renferme. M. Pasteur a levé toutes ces difficultés en démontrant que si l'oxygène tue infailliblement les vibrions adultes, il n'en est pas de même de leurs germes qui se conservent fort longtemps, toujours prêts à se développer dans des conditions favorables. Mais, où ces germes prennent-ils naissance? « Que l'on prenne, dit M. Pasteur, de la sérosité abdominale à vibrions septiques, tous ceux-ci en voie de génération par scission, et qu'on expose ce liquide au contact de l'air, avec la seule précaution, toutefois, de lui donner une certaine épaisseur, et, en quelques heures, on assiste au phénomène suivant: dans les couches supérieures, l'oxygène est absorbé. Là, le vibrion meurt et disparaît. Dans les couches profondes, au contraire, les vibrions, protégés contre l'action de l'oxygène par leurs frères qui périssent au-dessus d'eux, continuent de se multiplier par scission; puis, peu à peu, ils passent à l'état de corpuscules-germes avec résorption du restant du corps du vibrion filiforme. Alors, à la place des fils mouvants, de toutes dimensions linéaires, on ne voit plus qu'une poussière de points brillants, isolés ou enveloppés d'une gangue amorphe, à peine visible. Et voilà formée, vivante de la vie latente des germes, ne craignant plus l'action destructive de l'oxygène, la poussière septique. »

« Une des conséquences principales de cette théorie, se hâte d'ajouter judicieusement M. Brochin, serait la preuve qu'il existe des maladies transmissibles, contagieuses, infectieuses, dont la cause réside essentiellement dans la présence d'organismes microscopiques, et que pour un certain nombre de maladies, au moins, il faudrait abandonner les idées de virurulence spontanée, les idées de contage et d'éléments infectieux naissant dans le corps de l'homme et des animaux et propres à devenir l'origine de maladies identiques (*Gaz. des Hôp.*, n° du 14 mai 1878).

Toute plaie exposée constitue un milieu favorable au développement des germes septiques ; sous leur influence, il se produit une véritable putréfaction locale durant la vie. Nous développerons plus loin les conséquences pratiques de cette précieuse notion, surtout au point de vue chirurgical.

Toutefois il est bon de noter d'ores et déjà que le vibrion septique ne constitue pas un seul et même genre et qu'on en distingue plusieurs variétés, encore indéterminées. Ainsi s'explique l'opinion de MM. Pasteur, Joubert et Chamberland, qui ne considèrent pas la septicémie comme une maladie unique, et qui admettent autant de septicémies, graves ou bénignes, qu'il y a de variétés de vibrions. Cette opinion n'est cependant pas absolument assise; car il résulte des expériences même de M. Pasteur que le vibrion septique, suivant les milieux ou la culture, change d'aspect, de facilité de propagation et de degré de virulence. C'est ainsi qu'à la suite de cultures indéfiniment répétées, les dernières, qui ne présentaient plus que des qualités toxiques très-affaiblies, ont pu être ramenées à leur virulence du début par un simple changement du liquide de ces cultures.

Quant à la manière dont le vibrion septique influence l'organisme, elle est en tout analogue au *modus agendi* des ferments. Ce qui spécifie, en effet, sa nature de ferment, c'est qu'il est exclusivement anaérobie. Les phénomènes observés chez les sujets frappés de septicémie

sont bien propres à corroborer cette manière
de voir. Ils présentent, en effet, un ballonne-
ment très-rapide dû au dégagement des gaz
engendrés par la désorganisation que produit,
au sein des tissus vivants, la multiplication du
vibrion par scissiparité.

c. — Poursuivant ses recherches avec ardeur,
M. Pasteur a fait à l'Académie, en avril 1878,
une communication qui semble devoir mettre
fin aux discussions interminables que provoque
depuis longtemps la question de savoir si la
septicémie et la pyohémie sont deux affections
bien distinctes ou si elles ne sont que deux
formes ou expressions d'une même intoxication
se traduisant par une altération profonde du
sang.

C'est en multipliant des cultures faites dans
le vide avec des eaux communes de plusieurs
provenances que M. Pasteur a découvert un
microbe spécial qu'il considère comme ayant
la propriété d'augmenter le pus, et auquel il a
donné, pour ce motif, le nom de *vibrion pyogénique*. Ce microbe, tout à la fois aérobie et
anaérobie, se présente sous la forme de petits
boudins très-courts, flexueux, tournoyant sur
eux-mêmes et offrant une grande analogie, en
apparence, avec le *bacterium-termo*. Quelques

gouttes d'une culture de cet organisme, inoculées sous la peau d'un cochon d'Inde ou d'un
lapin, suffisent pour donner naissance à l'apparition du pus au bout de quelques heures.
Ceux-là même qui, niant sa puissance pyogène
spéciale, ne voudraient lui reconnaître qu'un
rôle mécanique semblable à celui de tous
les corps étrangers, ne pourraient contester
l'augmentation de cette propriété due à sa multiplication rapide dans les tissus de l'organisme.
Une expérience de M. Pasteur le prouve clairement : après avoir fait deux parts d'une
culture de cet organisme, cet habile observateur soumet l'une de ces parts à l'action d'une
température suffisante pour détruire les organismes qu'elle renferme ; puis il inocule séparément à deux animaux de même espèce des
quantités égales de chacune de ces deux parts.
On obtient du pus dans les deux cas. Mais celui
qui se produit chez l'animal inoculé avec la
culture chauffée est frappé de stérilité, tandis
que celui que l'on emprunte à l'animal qui a
reçu les organismes non chauffés reproduit ces
mêmes organismes en très-grande abondance
si on en inocule quelques gouttes à un autre
sujet. «Enfin l'expérience démontre qu'à l'exemple de la bactéridie et des vibrions septiques,
ce nouveau microbe peut se répandre dans tout

le corps, après qu'il a été introduit sous la peau. Il peut se propager dans tous les muscles, pénétrer dans le sang, dans le poumon, dans le foie, et déterminer dans ces organes la formation de foyers purulents, d'abcès métastiques, en un mot l'infection purulente et la mort. » (1). N'oublions pas enfin de noter qu'il résulte d'expériences faites par M. Pasteur que le vibrion septique et le vibrion pyogénique peuvent fort bien s'associer, ce qui permet de déterminer expérimentalement la superposition de la septicémie et de la pyohémie. On obtient ainsi un état morbide complexe que l'on pourrait baptiser du nom d'*infection purulente septicémique* ou de *septicémie purulente*. De même il est possible de combiner les effets de la bactéridie du charbon et du vibrion pyogénique et d'obtenir un *charbon purulent* ou *infection purulenle charbonneuse*. Ces faits expérimentaux doivent être notés avec d'autant plus de soin qu'ils peuvent servir à éclairer d'un jour tout nouveau la question encore pendante de l'unité ou de la dualité de la septicémie et de la pyohémie.

d. — Il est un dernier microbe sur le compte duquel l'accord est loin d'être fait. C'est celui

---

(1) Dr Brochin. — *Gaz. des Hôp.*, n· du 14 mai 1878.

que MM. Coze et Feltz ont découvert dans le sang des lapins chez lesquels ils ont eu le mérite de produire, les premiers, une intoxication septicémique particulière, au moyen de l'injection de liquides putrides atténués par l'eau distillée et filtrée.

La description qu'ils font de ce microbe ne rappelle nullement le vibrion septique de M. Pasteur. M. Chauveau, frappé de sa ressemblance avec celui qu'a décrit M. Toussaint, a émis l'hypothèse que l'infection qu'il engendre serait peut-être identifiable au choléra des poules. Dans l'état actuel de nos connaissances, il serait téméraire de rien affirmer à ce sujet.

Impossible également de bien spécifier la nature des microbes trouvés dans le sang des animaux chez lesquels les mêmes expérimentateurs ont produit une infection septicémique des plus graves en leur inoculant du sang de malades atteints de fièvre typhoïde, de variole, de scarlatine et de fièvre puerpérale. Ces microbes sont-ils différents dans chaque cas, et correspondent-ils à autant de septicémies différentes? MM. Coze et Feltz tendent à le croire, tandis que M. Chauveau semble plus disposé à ne voir dans ces divers cas que les manifestations d'un même empoisonnement septicémique qu'il rapporte à l'infection putride proprement

Cette opinion est d'ailleurs fortifiée par les résultats publiés par M. Davaine qui, de même que Tigri, a conclu de ses expériences qu'il n'existe aucune différence entre la septicémie typhoïde et celle que produit l'inoculation de matières organiques putréfiées. Par contre, M. Vulpian a vainement inoculé le sang des typhiques à douze lapins. Aucun de ces animaux n'est mort septicémique; mais il faut savoir qu'on ne trouve pas des microbes dans le sang des typhoïsants à toutes les périodes de la maladie.

Attendons, sans nous prononcer, les découvertes à venir.

e. — Je ne veux pas clore cette énumération sans faire connaître la récente découverte d'un savant anglais, le docteur Klein. Cette découverte, en effet, bien que relative à une maladie étrangère à l'homme (de même que pour le choléra des poules) est de nature à grossir d'un élément précieux le faisceau de preuves déjà formé au sujet de la nature parasitaire du contage des maladies infectieuses.

Il s'agit, dans l'espèce, de la pneumo-entérite infectieuse du porc, ou fièvre typhoïde du porc. M. Bouley a résumé ainsi devant l'Académie les points principaux du Mémoire de

M. Klein (1) : « par un procédé de culture artificielle, M. le docteur Klein a réussi à con-
duire à la maturité, en dehors du corps animal,
le microphyte propre à la pneumo-entérite du
porc, le montrant dans ses différents degrés
d'accroissement et suivant sa filiation depuis
son état de germe jusqu'à sa forme achevée
à l'état de fungus spécifique.

« La culture artificielle de ce fungus a été
faite dans une petite quantité de liquide animal
normal contenue dans de petites cellules closes
de verre, disposées pour permettre l'inspection
microscopique.

» Puisant sur un porc malade une très-petite
quantité de matière renfermant le germe de la
maladie, il a inoculé avec cette matière une
première quantité de liquide normal et il l'a
maintenue pendant vingt-quatre heures dans
un incubateur, à une température convenable.
Le jour suivant, il a fait une petite inoculation
de cette première quantité à une deuxième
quantité de liquide normal ; puis encore, le jour
suivant, de cette deuxième à une troisième,
et successivement ainsi jusqu'à une huitième
quantité de liquide normal.

» Dans la longue série de ces expériences,

____

(1) Séance du 30 sept. 1879

chacune de ces quantités successives de liquide normal ainsi inoculé laissait voir, au bout d'un certain temps, après l'incorporation du contagium, le développement d'un *schyzomicète* spécifique, et, hors les cas où l'expérience n'avait pas été bien faite, aucune forme ne s'est montrée.

» Ces faits constatés, le docteur Klein s'est servi, pour l'inoculer à trois porcs, du liquide de sa huitième quantité, et cette inoculation s'est montrée aussi efficace à déterminer la pneumo-entérite que si elle avait été faite avec un liquide puisé directement sur l'animal malade.

» Considérés dans leur rapport avec la science générale des contages, ces expériences apportent un témoignage expérimental très-précis en faveur de la doctrine des contages animés. »

CHAPITRE III

CE QU'IL FAUT ENTENDRE PAR MIASME.

———

De tout temps les médecins avaient remarqué que l'air possède, dans certains cas, des qualités nocives.

Aer mortalibus solus vitæ et morborum est auctor (1).

Cette remarque les avait amenés à penser qu'il devait alors exister dans ce fluide des principes inconnus, à la recherche desquels ils n'avaient pas manqué d'appliquer leur esprit. Il ne leur avait pas échappé que les plaies constituaient une des voies par lesquelles les principes nuisibles de l'air pouvaient s'intro-

---

(1) Hippocrate. *De flatibus*. Trad. Cornarius, p. 103.

duire dans l'économie. La théorie des germes
a pris naissance et s'est développée à peu près
uniquement sur ce point.

C'est donc principalement par l'étude de
l'action de l'air sur les plaies, telle qu'on la
conçoit aujourd'hui, que nous parviendrons à
spécifier les réformes, dans la doctrine et dans
la clinique, qui prennent tous les jours plus
d'importance.

Je crois toutefois qu'il est intéressant de faire
connaître préalablement, en quelques mots,
les principales interprétations doctrinales imaginées depuis Hippocrate jusqu'à l'époque actuelle.

Déjà l'idée de *miasme* se trouve dans les
écrits hippocratiques, ainsi qu'on peut en juger
par divers passages du livre intitulé *De la Nature
de l'Homme*, où le Père de la médecine fait
intervenir les conditions atmosphériques dans
sa manière de concevoir les épidémies. Il n'igno-
rait pas non plus les dangers auxquels donne
lieu le contact de l'air avec une plaie exposée,
surtout si elle est profonde et anfractueuse, et
c'est sur cette observation qu'il base ses préceptes relatifs à la réunion immédiate. Mais
c'est surtout l'air froid qu'il accuse de nuire
aux plaies : « L'air qui pèche par un excès de
froid est on ne peut plus préjudiciable aux plaies

comme aux ulcères ; il crispe leurs bords, les rend calleux ; il empêche le bon mélange du pus, laisse accumuler les humeurs, favorise leur reflux et de nouvelles congestions parce qu'il bouche les pores, qu'il coagule les liquides et met obstacle au mouvement. Le froid est l'ennemi du cerveau, des nerfs, des os, et généralement de toute notre nature. Aussi est-il contraire aux ulcères en séchant les excréments qui ensuite minent l'ulcère, empêchant la suppuration d'autant mieux que cette partie n'est pas habituée à être découverte de sa peau. » (1).

Un autre passage n'est pas moins explicite : « L'air froid mord les ulcères, endurcit la peau, cause la douleur sans suppuration, produit des noirceurs, des frissons fiévreux, des convulsions et du tétanos. » (2).

La question ne fait aucun pas jusqu'à Galien qui adopte d'ailleurs et reproduit absolument les assertions d'Hippocrate touchant les effets de l'air froid sur les plaies. Mais l'action générale de l'air sur l'organisme est étudiée à fond par le chef de la médecine humorale. Pour lui les maladies dépendent toujours de l'altération des humeurs, de leur putridité, de leur âcreté, de

____

(1) *Aph.*, sect. V.
(2) *Aph.*, sect. XX.

leur liquéfaction ou de leur coagulation, et il fait jouer à l'air le rôle principal pour expliquer la genèse de ces altérations, surtout à l'air impur et contaminé par des matières en putréfaction.

Les arabes conservent scrupuleusement les enseignements consignés dans les livres d'Hippocrate et de Galien; aussi la notion du miasme ne subit-elle, sous leur influence, aucun développement important. Toutefois Avicenne, pour expliquer la transmission de la variole d'un individu à un autre, spécifie que le contage doit être un agent miasmatique susceptible de se fixer à la surface des corps solides, et Oribase fait remarquer que l'air des vallées entourées de hautes montagnes, ainsi que celui qui domine et environne les étangs, se trouve dans des conditions particulières d'impureté.

Il faut arriver jusqu'au XVIe siècle pour voir la question s'éclairer des vives lueurs que la Renaissance fit jaillir sur toutes les branches des connaissances humaines.

Il est bon de noter, toutefois, que c'est à un chirurgien du XIVe siècle, Guy de Chauliac, qu'est due, s'il faut en croire A. Paré, la priorité en ce qui a trait à l'observation, bien des fois reproduite depuis lors, de l'influence des localités sur la marche des phénomènes pathologiques consécutifs aux plaies. Ce chirurgien, ayant eu l'occasion d'exercer son art à Paris et à Avignon, avait remarqué combien les plaies de tête guérissaient plus difficilement dans la première de ces villes que dans la seconde.

Mais c'est surtout avec A. Paré que la chirurgie apprend à compter avec les influences miasmatiques de l'atmosphère. C'est, en premier lieu, à l'air empoisonné des camps qu'il reproche de favoriser la putréfaction, et même de faire naître des vers dans les ulcères. Après le siège de Rouen, il adresse au roi un rapport sur la mortalité, où on lit ces remarquables paroles : « Le dérangement des saisons, l'humidité et la putridité de l'air avaient vicié l'économie animale dont les corps navrés en leurs substances charneuses étaient difficiles à guérir et souvent mouroyent de fort petites plaies. Car *le vice de l'air* altérait et corrompait tellement le sang et les humeurs par transpiration et l'inspiration, que les plaies en étaient rendues si pourries et puantes qu'il en sortait une fêteur cadavéreuse. » (1). On trouve dans divers passages de ses écrits, notamment au livre XX, la preuve qu'il connaissait la fièvre nosocomiale

______

(1) *Liv.* IX, II° *Disc.* T. II. p. 176. — Edit. Malgaigne.

et qu'il avait observé fréquemment les effets produits par les exhalaisons putrides sur plusieurs des malades d'un même hôpital.

Ces remarques n'étaient pas restées stériles et ce grand chirurgien s'était hâté de les utiliser pour la pratique de ses pansements. Il recommande, en effet, de ne pas découvrir trop souvent les plaies et de chauffer l'air tout autour avec des pelles rougies au feu et des briques chaudes. C'est aussi pour éviter l'introduction de l'air dans les cavités synoviales qu'il conseille l'écrasement sous-cutané des kystes synoviaux du poignet. Le premier, aussi, il reconnaît l'utilité d'assainir l'air dans les salles encombrées des hôpitaux, et il s'efforce d'y parvenir en agitant des drapeaux trempés dans l'oxycrat, en faisant brûler de la corne, enfin en introduisant des boucs dans les locaux occupés par les malades.

Au XVIIe siècle, l'influence des localités sur la marche et la cure des plaies est remise en discussion et, malgré les négations de Magati, les observations de Baglivi, de Cleghsern, de Schenekins, etc., donnent à la question une importance suffisante pour que Paul Zacchias en fasse l'objet d'une étude spéciale au point de vue médico-légal.

L'altération que subit le pus au contact de

l'air et les accidents infectieux qui en sont la conséquence n'avaient pas échappé aux observateurs de cette époque, ainsi qu'on peut s'en assurer par la lecture des écrits de Magati et de Sydenham.

On va même plus loin : on veut connaître la nature des agents atmosphériques qui président au développement et à la propagation des épidémies. C'est ainsi que l'on voit Boyle, en 1660, et Good, en 1690, tenter l'analyse directe de l'air miasmatique et s'efforcer de prouver qu'il contient des effluves et des exhalaisons putrides. De son côté, Van Helmont soutient que certaines maladies sont dues à l'action des ferments, tandis que Sylvius entrevoit vaguement l'idée de la fermentation des humeurs dans les maladies épidémiques et contagieuses.

On le voit, l'idée a fait du chemin. Aussi n'est-ce plus avec le drapeau de Paré, mais avec des ventilateurs mécaniques, qu'Henshaw s'efforce d'assainir les milieux nosocomiaux.

Au XVIIIe siècle, la question des miasmes entre dans une voie toute nouvelle, grâce aux travaux d'une pléiade de savants chimistes, à la tête desquels il faut citer notre immortel Lavoisier auquel nous devons la connaissance des propriétés et de la constitution intime de l'air atmosphérique. D'innombrables recherches

sont aussitôt entreprises par les médecins ainsi
mis en possession des précieuses découvertes
de la chimie et de la physique. L'atmosphère
est sondée, jusque dans ses plus secrètes profondeurs, par les Vacca, les Berlinghieri, les
Bilguer, etc., avides d'y trouver la trace des
exhalaisons putrides dont ils le supposent chargé
et d'en étudier, dans ce cas, l'influence sur
l'organisme. Cette influence miasmatique est
discutée par la plupart des médecins célèbres
de cette époque qui s'appliquent à en donner
des explications plus ou moins ingénieuses. Les
travaux de Haller, de Bordeu, de Morgagni, etc.,
prouvent que cette époque a vu naître cette
mystérieuse science des milieux sur laquelle
notre période contemporaine semble appelée à
jeter un jour complet. C'est alors que prend
naissance, on peut dire, la médecine des
germes. On voit, en effet, Kircher, et, plus
tard, Linné, avancer l'opinion que les maladies épidémiques sont dues à des germes
qui, portés par l'air, s'introduisent dans l'organisme et y vivent en parasites en apportant
à la santé des troubles plus ou moins graves.

L'hypothèse de ces deux savants, bien que
justifiée par les recherches d'Alburnoth, qui
parvient à démontrer la présence dans l'air de
germes animaux, n'était destinée à prendre,

aux yeux de la majorité des médecins, l'importance qu'elle mérite, que longtemps après. Au lieu de poursuivre, dans cette voie, la recherche des miasmes figurés, on trouve plus commode d'admettre; l'existence, dans l'air, d'un élément insaisissable, ou d'accuser de tout le mal, à la manière d'Hippocrate et de ses successeurs, les variations que subit l'atmosphère dans ses diverses qualités physiques, ou bien encore les propriétés spéciales de ses éléments,

Quoi qu'il en soit, il est dès lors bien établi par les expériences de Papin, de Mariotte, de Boyle, de de Boissieu, etc., que le contact de l'air est la condition indispensable de la décomposition putride vraie des matières organiques. Cette notion est si fortement entrée dans l'esprit des savants de cette époque qu'on voit plusieurs d'entr'eux s'attacher à établir une différence capitale entre cette décomposition des matières organiques et celle qui s'observe à l'abri de ce fluide. Il y aurait, d'après Champeaux, deux sortes d'air : l'externe ou atmosphérique, au contact duquel s'opère la putréfaction qu'il nomme parfaite, et l'interne ou constitutif des corps, au sein duquel les matières organiques se décomposent d'une manière toute différente ; c'est *la putréfaction imparfaite* qui n'engendre aucune mauvaise odeur. Cet observateur n'était pas sans avoir remarqué que les produits auxquels donne naissance ce dernier travail de décomposition sont loin d'être aussi virulents que dans le premier cas.

Quesnay avait fait des observations analogues. Toutefois il avait remarqué que le pus, lorsqu'il séjourne longtemps dans un abcès, est susceptible de s'y putréfier et d'y acquérir « une malignité particulière » qui peut faire périr le malade subitement. C'est là un fait bien constaté aujourd'hui et qui a eu le privilège d'embarrasser bien des chirurgiens, ceux surtout qui ne voient qu'une cause à la putréfaction : l'action immédiate d'un air chargé de miasmes. Les partisans de la théorie parasitaire n'ont été eux-mêmes tirés d'embarras que lorsque des expériences précises ont démontré la possibilité de l'introduction des germes dans le sang par la voie des muqueuses pulmonaire et intestinale.

Ainsi, c'est grâce à la décomposition putride que le pus acquiert dans certains cas des qualités toxiques. La Flise compare cette décomposition à celle qui s'empare des chairs mortes. Saucerotte et Didelot croient que les exhalaisons putrides dont l'air est chargé sont constituées par des molécules animées d'un mouvement de fermentation qu'elles ont la propriété de communiquer aux humeurs qui subissent leur contact. Champeaux ajoute que, dans certaines circonstances, l'air peut être envahi par ces exhalaisons sans qu'aucune odeur spéciale vienne nous prévenir du danger.

On le voit, il ne manquait à ces savants et à leurs adeptes, pour devenir les initiateurs de la théorie des germes, que d'accepter les découvertes de Kircher et de Linné.

Au demeurant, tout le monde est d'accord pour admettre que l'origine de l'intoxication putride est due à l'absorption des humeurs putréfiées. Haller, devançant les observateurs de notre époque, en donne la preuve expérimentale en faisant périr des animaux par l'injection dans leurs veines d'une eau chargée de matières putrides. Aussi Quesnay, dans son Mémoire *Du vice des humeurs*, se croit-il déjà autorisé à écrire : « Si on est certain qu'une personne qui a une fièvre lente porte un ulcère intérieurement, on ne doutera pas que cette fièvre soit entretenue par la matière que l'ulcère fournit et qui se mêle continuellement à nos humeurs.... on doit avoir d'un homme malade par une cause humorale, la même idée que d'un homme empoisonné ; car les causes qui amènent des fièvres, inflammations, convulsions, syncopes, des délires, des ulcères, des douleurs, des gangrènes sont autant de poisons particuliers. »

Qu'on ne croie pas que les médecins d'alors aient borné leurs remarques, sous ce rapport, à l'infection putride proprement dite : c'est au reflux de quelques particules malignes que Majaut attribue la fièvre lente qui accompagne les écrouelles, en même temps que Goursaud met sur le compte de la résorption des matières putrides qui couvrent la surface de leurs ulcères aux jambes, les fièvres lentes qui consument certains vieillards. Mauriceau, Quesnay, Levret, etc., attribuent à l'intoxication putride par absorption les maladies puerpérales qui frappent les nouvelles accouchées. Stoll, au nombre des causes qui produisent la fièvre putride, fait intervenir la résorption du pus et celle de l'ichor. Enfin la cause des fièvres pestilentielles est comparée par Huxam à la matière sanieuse produite sur les surfaces gangrenées, qui est susceptible, par son introduction dans le torrent circulatoire, de déterminer dans l'organisme une disposition universelle à la gangrène,

Sous l'influence de ces idées théoriques, nous voyons la pratique chirurgicale s'enrichir de procédés opératoires et de méthodes de pansement que l'on peut faire entrer au nombre des moyens antiseptiques.

C'est ainsi que Bromfield cherche à éviter l'introduction de l'air dans l'intérieur de l'articulation du genou, pour en extraire les corps étrangers, par l'application d'un procédé particulier employé plus tard par Desault.

La même préoccupation domine les chirurgiens pour la ponction des abcès par congestion. Ils s'appliquent tous à ne pratiquer que des ouvertures fort étroites, et A. Petit se sert, dans ce but, d'une aiguille rougie à blanc, à travers l'ouverture de laquelle il aspire le pus au moyen d'une ventouse.

Enfin Albernethy donne le nom de *méthode valvulaire* à un procédé de ponction applicable aux cavités closes, qui est basé sur le principe de la méthode sous-cutanée.

Quant à la pratique des pansements, on l'entoure de précautions excessives dans le but de garantir les plaies du contact des émanations et des miasmes dont l'air peut être le véhicule. Les chirurgiens ont soin d'entourer les blessés d'une atmosphère chauffée artificiellement; ensuite ils s'enferment dans les rideaux du lit et ne découvrent les plaies que par fractions successives pour les recouvrir aussitôt.

C'est aussi avec le plus grand soin qu'ils

choisissent les topiques destinés à être mis en contact avec les plaies. Les liquides alcooliques, astringents, les résineux, les toniques, etc., sont employés tour-à-tour et, en 1774, l'ancienne Académie de chirurgie met au concours la question suivante : *Exposer les inconvénients qui résultent de l'abus des onguents et des emplâtres, et de quelles réformes la pratique vulgaire est susceptible à cet égard dans le traitement des ulcères.*

L'hygiène nosocomiale ne profite pas moins des résultats acquis. C'est alors que Guyton de Morveau invente ses appareils de désinfection. On cherche à purger l'air par la détonation du nitre, et on répand, dans ce même but, la fumée de certaines plantes dans les salles des hôpitaux. Sénac invente même un parfum particulier dont on a regretté plus d'une fois que le secret soit perdu.

La disposition architecturale des hospices préoccupe les médecins, et Nollet écrit son *Traité de Physique* dans lequel il donne les indications les plus précises pour le chauffage et la ventilation. De nombreux ventilateurs mécaniques sont imaginés et Halles démontre, ainsi que Pringle, l'avantage que présente la ventilation des hôpitaux, notamment au point de vue de la guérison des ulcères scorbutiques et du traitement des gangrènes dues à un air putride.

Pendant le premier tiers du XIX⁰ siècle, la faveur accordée généralement au solidisme, et surtout à la doctrine irritative de Broussais, absorbe trop les générations médicales qui se succèdent pendant cette période pour que l'étude du milieu gazeux au sein duquel nous vivons ne perde pas beaucoup de l'importance qu'on lui attribuait auparavant. Aussi les conquêtes du siècle précédent ne commencent-elles guère à s'enrichir qu'à partir du moment où commence la réaction contre le physiologisme.

C'est surtout dans ses applications à la chirurgie, ainsi que nous l'avons déjà fait sentir, que l'étude de l'atmosphère, en tant que milieu miasmatique, est poursuivie ensuite avec la plus grande ardeur.

On commence par faire peser sur l'air l'accusation de favoriser, par son contact, la formation du pus. Déjà, au dire de Hunter, la plupart des chirurgiens du siècle précédent admettaient l'action de l'air comme cause de suppuration des plaies. Bichat, Bell et Macartny, à propos de la réunion des parties divisées sans plaie extérieure, Brodie au sujet des varices opérées par un procédé qui se rapporte à la méthode sous-cutanée, une foule de chirurgiens enfin en ce qui _a trait à la ténotomie et à la myotomie, constatent l'absence de la suppuration dans tous ces cas, c'est-à-dire chaque fois que la plaie évolue à l'abri du contact de l'air.

Mais il faut arriver jusqu'à l'année 1839 pour voir cette idée élevée à la hauteur d'une théorie par M. J. Guérin. Encore ce chirurgien n'invoque-t-il guère que l'action irritante d'un des éléments de l'air, de l'oxygène. Nous n'aurions donc pas à nous préoccuper de la théorie de M. J. Guérin si elle n'avait été le point de départ d'un mode de pansement des plaies qui peut être revendiqué par la chirurgie antiseptique.

Les idées soutenues par M. J. Guérin, en même temps que les désastres dus à la réforme broussaisienne, ont eu d'ailleurs le privilège d'appeler l'attention des savants sur certains accidents secondaires des plaies auxquels l'abandon des topiques antiseptiques avait donné une fréquence et une gravité déplorables. En effet, à aucune autre époque, peut-être, l'infection purulente, l'infection putride, etc., n'ont fait autant de victimes que pendant la première moitié de notre siècle, dans les salles de chirurgie. Pendant longtemps le parti-pris et l'esprit d'école rejetèrent obstinément sur le compte de la différence des conditions de l'air, suivant les localités, les désastres inouïs dont la responsabilité revenait en réalité à une erreur doctrinale, et l'on resta sourd à la grande voix de Delpech qui prêchait, comme dans le désert, les avantages de la réunion immédiate. (On s'est acharné jusqu'à aujourd'hui à soutenir que la réunion immédiate ne pouvait pas réussir à Paris. Il a fallu les succès constamment obtenus, dans cette ville comme ailleurs, par l'usage des pansements antiseptiques, pour faire revenir les chirurgiens de cette erreur).

La réaction se fit enfin, et, hâtons-nous de le dire, il a suffi de quelques années pour voir s'accomplir une réforme totale.

Ce n'est pas que les idées nouvelles n'aient rencontré des résistances opiniâtres et donné lieu à des discussions ardentes et passionnées qui durent encore. Toutefois les faits ont une éloquence persuasive incomparable, et l'on peut dire que si la lutte persiste sur le terrain de la doctrine, la victoire est gagnée sur celui de la pratique.

Nous allons voir de quelle manière la théorie des germes s'est établie peu à peu à côté des anciennes hypothèses imaginées pour expliquer un grand nombre de phénomènes d'infection, de contagion, etc. C'est sur un mot dont le sens est resté longtemps dans le domaine du

vague et de la fantaisie que la lutte s'est engagée. Je veux parler du mot *encombrement*.

Sans pouvoir se rendre compte pourquoi, on
a constaté depuis longtemps que partout où il
se fait des agglomérations d'êtres humains,
autrement dit qu'il y a encombrement, diverses espèces de maladies épidémiques, contagieuses et infectieuses apparaissent et se pro-
pagent avec une grande rapidité. Mais ce n'est
guère que l'effet de l'encombrement nosocomial
qui attire l'attention, ou du moins qui donne
lieu aux découvertes utiles.

La fréquence de l'infection purulente dans
les milieux chargés d'émanations putrides, tels
que les salles de chirurgie ou les ambulances
militaires, frappe tous les esprits, et c'est à
peine si on peut citer les noms des quelques
rares chirurgiens qui osent en nier l'évidence.
Mais, outre qu'on ignore absolument la nature
du miasme, on s'en explique l'action de plusieurs manières différentes. C'est ainsi que les
uns, avec Dance et Teissier, pensent que la
cause aggravante qui existe en dehors d'un
blessé pénètre dans son organisme ailleurs que
par la plaie, laquelle n'aurait d'autre rôle actif
que d'obliger le malade à séjourner à l'hôpital.
Pour Bérard, au contraire, les causes de la
viciation de l'air ne peuvent se rapporter au

seul fait de l'encombrement, à moins que l'on
ne veuille admettre qu'elles continuent à se
manifester après avoir cessé d'agir. « On dirait,
en effet, poursuit-il, que le principe morbifique
est demeuré attaché aux parois de la salle, au
lit du blessé ou aux différents objets d'ameuble-
ment. » D'ailleurs les individus qui n'ont pas
de blessures ne semblent en aucune façon subir
leur influence.

Avec A. Guérin, une interprétation mixte
s'établit et réunit d'assez nombreux adhérents.
Ce n'est pas que M. Guérin s'explique mieux
que ses devanciers la nature des miasmes en
question. C'est, en effet, en 1847 qu'il propose sa théorie, c'est-à-dire longtemps avant
que ce chirurgien, mettant à profit les découvertes de M. Pasteur, eût imaginé les pansements filtrants. Il émit simplement l'idée que
les miasmes peuvent agir indifféremment sur
la plaie ou sur le poumon pour produire dans
l'organisme cette disposition particulière à la
purulence qui caractérise la pyohémie.

Quelques années plus tard, Roser répandait
en Allemagne une théorie assez semblable à
celle de M. A. Guérin. Mais il y ajoutait cette
particularité importante que le miasme peut
frapper, par la voie du poumon, même des

personnes non blessées, infecter l'économie et y porter les germes de la pyohémie.

Peu de temps après les *contagionistes* entrent en scène, en se basant sur l'importante distinction qu'ils établissent entre l'infection *spontanée* et l'infection communiquée. Cette doctrine semble avoir pris naissance en Angleterre sous l'influence de Simpson. D'après ce chirurgien, l'infection purulente peut apparaître d'emblée, *spontanément* et en dehors du voisinage d'aucun malade atteint antérieurement. De plus, le miasme spécifique au moyen duquel elle peut se transmettre, et qui serait identique à celui de la fièvre puerpérale, peut être transporté sur la plaie d'un blessé de deux manières différentes : par l'air et par contact direct. Ce dernier mode serait même le plus fréquent, et ce serait, dans la majorité des cas, par l'intermédiaire des doigts du chirurgien ou des pièces de pansement que s'opèrerait la contagion.

Ces idées reçurent tout de suite un accueil très-favorable. Mais, il faut l'avouer, elles étaient déjà très-répandues à l'étranger avant qu'elles se fussent acclimatées en France, malgré les efforts de quelques hommes éminents parmi lesquels il faut citer, en première ligne, Trousseau, Legouest et surtout M. Le Fort qui les oppose encore énergiquement à la théorie parasitaire.

Quel que soit le sort que l'avenir réserve à l'idée contagioniste, on ne peut du moins lui refuser l'honneur d'avoir contribué pour une très-large part à établir une réforme radicale dans la pratique hospitalière des pansements des plaies, et d'avoir ainsi préludé à la réforme, plus radicale encore, qui a pour but de préserver les plaies contre l'accès de tout germe morbifique.

Un dernier pas devait être fait dans cette voie féconde. Il fallait spécifier la nature des miasmes nosocomiaux. Ici, hâtons-nous de le proclamer, le mérite de l'initiative revient incontestablement à M. Pasteur. En effet, n'est-ce pas grâce à ses découvertes sur les fermentations que le rôle des microbes, dans la décomposition putride de la matière organisée, a pu être déterminé? Dès qu'il fut bien prouvé que la putréfaction des matières organiques mortes est due à l'action des agents microscopiques, on put soupçonner que cette action s'étend jusqu'à la matière organisée vivante, et que c'est à elle que doivent être rapportés les phénomènes analogues que l'on observe dans un grand nombre de maladies infectieuses.

Nous le savons, M. Pasteur a établi que

les corps vivants sont susceptibles de présenter,
dans certains cas, des phénomènes de putridité
qui offrent une analogie complète avec la fermentation putride des matières organiques
mortes. Ajoutons que ce savant pense que,
dans chaque cas, tout le mal est imputable au
développement d'un microbe spécial ou de ses
germes.

C'est aux maladies qui se rapportent à cet
ordre de causes que doit s'appliquer la dénomination générique de *maladies infectieuses parasitaires*.

Il s'en faut que la nouvelle théorie soit encore complète. Bien des points obscurs restent
à élucider, et il faudra sans doute longtemps
avant que la lumière puisse être faite complètement.

Nous devons nous proposer à présent de
passer en revue ce qui est définitivement acquis
et ce que l'on peut considérer comme probable.

CHAPITRE IV

———

Le but que nous poursuivons nous impose l'étude de la pathogénie des maladies infectieuses dans lesquelles certains microbes sont soupçonnés ou convaincus de constituer les agents toxiques. Comme c'est dans le sang qu'il faut le plus souvent aller à la recherche de ces organismes microscopiques et que, de toutes nos humeurs, c'est lui qui supporte le principal choc, il est logique de catégoriser toutes les maladies en question sous la dénomination commune de *septicémies*.

On est loin de s'entendre encore, dans le monde médical, sur le nombre des intoxications qui doivent être groupées sous ce nom générique. Les classifications tentées par

MM. Pirogoff, Maisonneuve, Gosselin, Verneuil, etc., ont été impuissantes à vaincre la difficulté au seul point de vue des complications septicémiques des plaies. Le chaos est bien plus complet si l'on examine la question relativement à des septicémies d'ordre différent. Ce n'est pas nous qui tenterons d'éclaircir ces obscurités. Notre rôle se bornera donc à l'étude pathogénique des maladies dans lesquelles on constate l'existence de certains microorganismes paraissant jouer le rôle d'agents générateurs.

Une subdivision s'impose cependant de prime abord, suivant que l'empoisonnement est d'origine chirurgicale ou qu'il se produit en l'absence de toute solution de continuité dans les divers tissus de l'organisme.

Nous avons donc deux groupes de septicémies : les septicémies chirurgicales et les septicémies médicales.

Nous décrirons ensuite, sous le nom de septicémies puerpérales, celles qui se produisent parfois après l'accouchement. On pourrait encore les nommer *mixtes*; en effet, à côté de ceux qui considèrent encore les maladies puerpérales comme relevant de la pathologie interne, d'autres, et ils sont aujourd'hui nombreux, assimilent les nouvelles accouchées aux blessés au point de vue de la réceptivité des germes par la plaie utérine.

SECTION PREMIÈRE

Septicémies chirurgicales

§ I

Les expériences instituées par Gaspard et ses successeurs établissent assez, nous l'avons vu, qu'il existe une septicémie expérimentale. Elles démontrent aussi que cette septicémie ne se traduit pas toujours par des symptômes identiques, mais qu'elle est variable suivant l'origine des matières putrides injectées, leur degré de putréfaction, etc. Il en est de même des septicémies chirurgicales qui se produisent naturellement en dehors de toute expérimentation. Aussi, longtemps avant que la théorie des germes eût pris naissance, les cliniciens n'avaient pas manqué de les diviser en plusieurs espèces particulières, telles que l'infection purulente, la pourriture d'hôpital, etc. Il était réservé à l'école de M. Pasteur de justifier ces divisions, de les pousser plus loin et de donner à plusieurs des formes de la septicémie chirurgicale leur véritable caractère spécifique, en isolant, par la culture, les microbes générateurs.

Septicémie et pyohémie. — Je rassemble dans une même et courte revue pathogénique ces deux types classiques de l'intoxication par les plaies, pour trois motifs. D'abord parce que avant la découverte des deux protoorganismes que M. Pasteur considère comme les agents de ces deux processus septicémiques, on avait une grande tendance à les envisager comme les deux phases d'un seul et unique empoisonnement septique que l'on décrivait sous le nom de septico-pyohémie ; en second lieu parce que les deux microbes, tout en ayant une action bien différente, sont loin d'avoir de l'antipathie l'un pour l'autre, qu'ils font bon ménage ensemble, et qu'on les rencontre souvent associés sur un même sujet, donnant lieu, par conséquent, à une double intoxication à laquelle je ne vois, d'ailleurs, aucun inconvénient à conserver l'ancienne dénomination de septico-pyohémie ; enfin parce que la septicémie et la pyohémie sont les deux seules complications des plaies dont l'agent parasitaire ait été, jusqu'ici, isolé et cultivé, ainsi que nous l'avons vu.

Avant cette double découverte, rien de plus obscur que les théories imaginées pour expliquer la genèse de ces deux redoutables complications chirurgicales. Je ne m'attarderai pas à les reproduire ici. En effet, les interminables discussions auxquelles ont donné lieu les doctrines de la résorption putride, de la résorption purulente, de la phlébite, de l'embolie, de l'auto-infection, de l'hétéro-infection, etc., n'ont plus, aux yeux de M. Pasteur et de son école, qu'un intérêt purement historique.

La seule chose qui doive nous intéresser, au point de vue spécial où nous devons nous placer ici, c'est de connaître les divergences d'opinion qui se sont produites dans l'école même de M. Pasteur pour expliquer l'action des microbes. Or, la seule différence importante qu'il faille signaler à cet égard consiste en ce que les uns, avec M. Pasteur, soutiennent que les microbes sont les seuls agents actifs, tandis que les autres, avec MM. Chauveau, Zuelzer, etc., pensent que certains produits engendrés par les microbes eux-mêmes, et dissous dans la sérosité des humeurs des plaies, ont également une certaine puissance septique, et que s'ils ne participent pas directement « à la production des effets inflammatoires qu'engendre le pus putride, ils y concourent peut-être indirectement, soit en aiguisant l'activité phlogogène propre aux éléments corpusculaires, soit en modifiant la nutrition des tissus avec lesquels l'humeur putride est mise en contact, dans un sens qui disposerait ces tissus à éprouver une plus forte impression de la part des éléments inflammatoires proprement dits. » (Chauveau).

Panum, d'un autre côté, est grandement revenu sur ses premières conclusions, et il est aujourd'hui très-disposé à croire qu'il faut distinguer, dans la septicémie, une forme suraiguë qui tue très-rapidement et qui est due uniquement à l'action de la sepsine (le sang ne contenant pas de vibrions dans les derniers moments de la vie ni tout de suite après la mort), et une autre forme moins rapide, de nature parasitaire, et dans laquelle la sepsine n'intervient plus que pour favoriser l'attaque au microbe.

Pour Billroth, « l'action phlogogène et pyrogène des matières putrides tient, non à des bactéries, mais à un principe toxique qu'elles renferment. »

Koch, enfin, dans un remarquable travail (1), semble tout disposé à admettre la nature para-

---

(1) *Untersuchunger über die Actiologie der Wundinfections Krankheiten.* — Leipsig, 1878.

sitaire de la septicémie et de la pyohémie. Cette théorie, toutefois, ne sera inattaquable, selon lui, que lorsqu'on aura :

1° Démontré la présence constante des microbes dans les liquides septiques et dans le sang ou les tissus des septicémiques, pendant la vie ;

2° Trouvé, pour chacune de ces maladies, un microbe spécial.

Il est probable que ces réserves, prudentes à l'époque où Koch écrivait son travail, n'existent plus actuellement dans son esprit, et que les derniers travaux de M. Pasteur, en permettant d'isoler le vibrion septique et le vibrion pyogénique et d'en démontrer la spécificité par l'inoculation, ont eu pour effet de lever tous les doutes qui lui restaient encore.

Quoi qu'il en soit de ces divergences d'opinion, le fait de la découverte et de la culture isolée de ces deux microbes spécifiques n'en constitue pas moins une notion positive qu'il faut considérer comme bien acquise.

Toutefois, il faut remarquer que ces données ne sont qu'expérimentales et qu'il reste encore à établir qu'il existe une analogie complète entre la septicémie et la pyohémie produites artificiellement et celles qui se présentent à l'observation clinique.

Je n'ai pas à insister longtemps sur les différences bien connues qui séparent ces deux affections au point de vue clinique. En effet, si la nature septicémique de chacune d'elles est encore parfois contestée, personne n'ignore que l'absence ou la faiblesse du frisson initial et un état typhoïde des plus marqués caractérisent la septicémie, tandis que la pyohémie se traduit par un frisson des plus violents et la persistance d'une lucidité parfaite au milieu des plus graves désordres qui accompagnent la formation des abcès dits métastatiques.

On regarde généralement les abcès métastatiques comme caractéristiques de la pyohémie. Mais il arrive assez souvent que les symptômes de la septicémie et ceux de la pyohémie sont mêlés au point d'embarrasser très-sérieusement le diagnostic. Souvent aussi les symptômes cliniques de la pyohémie ne coïncident pas avec l'existence d'abcès métastatiques. Mais, dans la plupart de ces cas mixtes, ce sont les symptômes de l'infection purulente qui terminent la scène, ce qui a fait dire à bien des auteurs que la pyohémie semble n'être que la terminaison de la septicémie.

§ II

Nous verrons tout-à-l'heure que les succès obtenus en pratique justifient d'ailleurs les espérances fondées sur la valeur scientifique de la théorie parasitaire, non-seulement en ce qui concerne la septicémie et la pyohémie, mais encore en ce qui a trait à tout un groupe de maladies infectieuses.

Mais, avant de décrire les méthodes antiseptiques qui ont permis de combattre, ou, pour mieux dire, d'écarter avec un succès constant, les complications septicémiques des plaies, autrefois si redoutables, et d'entreprendre hardiment, dans les milieux les plus infectés, des opérations regardées naguère comme presque constamment mortelles, il est indispensable de dire quelques mots de plusieurs autres complications des plaies que les pansements antiseptiques ont eu aussi le privilège de chasser des salles de chirurgie.

a. — *Infection putride.* — L'infection putride est une troisième forme, pour ainsi dire classique, de la septicémie chirurgicale. « J'appelle, dit Bérard, résorption putride celle qui s'effectue dans les foyers où le pus est vicié, fétide;

j'appelle infection putride l'état qui résulte de cette résorption. »

On voit l'infection putride faire explosion lorsqu'il existe de vieux clapiers dont les anfractuosités plus ou moins inaccessibles sont pleines d'un pus stagnant qui, par son contact prolongé avec l'air, subit à la longue une véritable putréfaction.

Ce n'est pas la pyohémie : point de ces frissons violents que je signalais tout-à-l'heure. D'ailleurs, il ne se forme pas d'abcès métastatiques, et la fièvre qui s'allume prend bientôt un caractère hectique particulier. Au demeurant, les divers phénomènes d'intoxication qui se traduisent encore par des troubles digestifs, de l'amaigrissement, etc., n'acquièrent une réelle gravité que dans les cas où le chirurgien n'intervient pas en temps opportun en pratiquant des contre-ouvertures qui permettent au pus putréfié de s'écouler librement au dehors.

Les antiseptiques aident aussi largement au traitement. Le succès qu'on en obtient est d'ailleurs le seul indice de l'existence possible d'un microbe spécifique que personne n'a découvert jusqu'à présent.

b. — *Erysipèle traumatique.* — L'idée de la

spécificité de cette complication des plaies est de date relativement récente.

En 1841, Velpeau, un des premiers, émit l'idée que l'érysipèle pourrait bien provenir de l'invasion d'un agent méphytique que l'organisme s'efforcerait d'éliminer, et, peu de temps après, Jobert de Lamballe l'assimila aux fièvres éruptives.

Mais la nature parasitaire de l'érysipèle ne fut soupçonnée que beaucoup plus tard. Dans sa thèse inaugurale, en 1865, Martin affirme avoir découvert des vibrions dans le pus des érysipélateux. Depuis lors, Volkmann arrive au même résultat et soutient l'hypothèse que la propagation sur place de l'érysipèle pourrait bien devoir son origine aux mouvements des microbes. Hueter donne à cette assertion une valeur réelle en découvrant des microbes dans les plaques érysipélateuses. MM. Nepveu et Vulpian ont fait plus tard la même constatation, et M. Gosselin n'hésite pas à voir dans l'érysipèle traumatique une véritable septicémie.

Enfin la question a été portée à la Société de chirurgie, et il résulte des intéressantes discussions qui ont eu lieu en cette occasion que, pour la majorité des membres de cette savante assemblée, l'érysipèle traumatique est bien une maladie de nature septicémique.

Les expériences instituées dans ces derniers temps par divers savants allemands semblent bien démontrer la spécificité de l'érysipèle. En injectant sous la peau de divers lapins des liquides pris dans des phlyctènes d'érysipèle, Ponfick et Orth ont constamment réussi à provoquer chez ces animaux des accidents locaux absolument semblables à ceux de l'érysipèle.

Enfin Lukomski, après avoir préalablement pratiqué une plaie, y dépose quelques gouttes d'un liquide putride chargé de microbes de provenance érysipélateuse et reproduit ainsi la maladie.

Ces résultats, si on les rapproche de certains faits cliniques prouvant que le vaccin pris chez un enfant atteint d'érysipèle communique cette affection à ceux auxquels il a été inoculé, et qu'on a vu des personnes rasées après des érysipélateux contracter aussi cette maladie, semblent bien propres à légitimer l'hypothèse que l'érysipèle doit prendre place dans le cadre des maladies septicémiques parasitaires et avoir pour agent un microbe spécifique.

c. — *Gangrène foudroyante.* — Dès 1815, Barthélémy, en introduisant dix grammes de viande putréfiée sous la peau d'un cheval, a produit un phlegmon gangréneux rapidement mortel. L'ichor gangréneux, injecté sous la peau d'un cheval à la dose d'un centilitre, tue également cet animal.

En 1871, M. Chauveau produit un énorme phlegmon gangréneux en injectant sous la peau d'un cheval six à sept gouttes de pus d'un séton. Il prouvait, l'année suivante, que le pus de tous les sétons n'est pas également puissant et que l'activité de ce produit morbide est surtout remarquable lorsqu'il est recueilli dans des sétons récents qui sont le siège d'une crépitation gazeuse. Les années suivantes, de nouvelles inoculations, faites dans des conditions identiques, restent le plus souvent négatives, ce qui prouve clairement que le pus des sétons n'est doué qu'accidentellement d'une puissance spécifique.

Quel peut être l'agent qui donne à ce pus ces qualités spécifiques? Fabrice de Hilden et La Peyronie, qui avaient très-bien su isoler la gangrène foudroyante des autres formes de gangrène, invoquaient la décomposition des humeurs. Pour Chassaignac, la gangrène foudroyante serait une véritable intoxication traumatique due au développement, dans le sang, de matières putrides. Pour Velpeau, il ne s'agirait que des conséquences d'un emphysème dû à la pénétration de l'air dans la plaie. M. Perrin, au contraire, soutient que cet empoisonnement est dû à la résorption de matières organiques décomposées à la surface de la plaie.

Enfin, MM. Terrillon et Ollier croient à l'introduction d'un virus septique spécial dont la nature parasitaire est soutenue, comme une hypothèse probable, par les partisans de la Doctrine Pasteur.

Résumant toutes ces opinions, M. Daniel Mollière réunit en une seule maladie, qu'il regarde comme spécifique, ces diverses formes d'emphysème et substitue la dénomination de gangrène gazeuse à celle de gangrène foudroyante. C'est en l'étudiant dans son état simple, en le dégageant de toute coexistence morbide, que M. Mollière a pu parvenir à synthétiser cet état morbide protéiforme sur lequel la méthode antiseptique n'a eu jusqu'ici aucune influence. Voici maintenant le remarquable tableau clinique qu'il en fait :

La gangrène gazeuse est annoncée par une douleur excessive au point inoculé, douleur telle que les malades exigent l'ablation de leurs pièces de pansement et souvent les enlèvent eux-mêmes. Lorsqu'on découvre la plaie, on lui trouve son aspect normal. La coloration de la peau n'a pas changé; il n'y a pas de gonflement ni d'élévation de température. Mais le toucher provoque de la douleur.

Quelques heures plus tard, quelquefois même dès le début, les paroles du malade sont entrecoupées. Anxiété respiratoire très-vive, et dypsnée intense constituant un signe prémonitoire qui possède, au point de vue du diagnostic, une importance capitale.

Bientôt apparaissent les accidents locaux : gonflement et crépitation gazeuse autour de la plaie; persistance de la douleur; plaques livides, puis violettes et enfin vertes sur la peau, donnant passage, quand on les incise, à des gaz et à une sorte de sérosité trouble. Absolument insensibles, cadavérisées, ces plaques s'agrandissent insensiblement et se couvrent ensuite de phlyctènes gonflées d'un liquide rougeâtre ou même d'un contenu gazeux. Malgré tout, pas de pyrexie.

Dans la période ultime, la gêne respiratoire fait des progrès effrayants; parfois il survient un peu de délire; la température s'abaisse jusqu'à 35°; les extrémités sont glacées, la face cyanosée, et le malade expire au milieu d'un appareil symptomatique qui rappelle celui de la diphthérie, sans qu'il soit possible d'obtenir la moindre excitation alcoolique, même en faisant prendre des doses énormes de cognac.

Après la mort, putréfaction immédiate, développement rapide de gaz qui soulèvent la

peau et gonflent à un tel point les tissus que
le cadavre devient méconnaissable et a doublé
de volume en quelques heures, phénomène qui
rend à peu près impossible la constatation des
lésions viscérales coïncidant avec cette intoxication. Tout ce que l'on peut reconnaître, c'est
que les gaz qui distendent le corps sont inflam-
mables

Enfin, on trouve dans le tissu cellulaire un
microbe particulier que M. Mollière considère
comme l'agent morbifique de la gangrène gazeuse, affection inoculable que ce chirurgien
croit pouvoir assimiler au charbon.

Telle est l'esquisse tracée par M. Mollière
de cette complication dont il se propose de
donner bientôt une délinéation plus complète,
après avoir recherché si une intervention hâtive
pourrait en enrayer la marche, comme la cautérisation destructive neutralise la pustule maligne.

d. — *Fièvre traumatique.* — Admise d'abord
comme fièvre inflammatoire (Larrey, Bérard),
puis comme fièvre de réaction vitale (Dupuytren,
Cruvelhier), la fièvre traumatique a été envisa-
gée sous un nouveau jour par Chassaignac, Maisonneuve, Gosselin, Otto Weber, Billroth, etc.,

qui la considèrent comme due à la résorption des produits septiques de la plaie.

Elle a, en effet, toutes les allures d'une intoxication septicémique légère. De plus, elle ne se produit qu'après un laps de temps suffisant pour que la plaie ait pu subir des transformations septiques.

On a donc quelques bonnes raisons pour considérer la fièvre traumatique comme l'expression d'un commencement d'intoxication septique. Mais la preuve de l'intervention directe des microbes est encore à faire.

e. — *Piqûre anatomique.* — Cet accident est fréquemment suivi d'accidents analogues aux diverses formes de septicémie. De plus, les conditions étiologiques sont les mêmes : septicité du cadavre ; pénétration de la matière septique dans l'organisme.

Si l'une de ces conditions manque, la piqûre n'entraîne aucun accident. Ainsi, les cadavres frais des personnes surprises par la mort en état de santé ne présentent pas de septicité ; au contraire, lorsque la mort est due à une maladie infectieuse (infection purulente, érysipèle, etc.), la septicité est beaucoup plus marquée. Cette remarque a été confirmée par les expériences de M. Tédenat (de Lyon). D'un autre côté la piqûre reste sans résultat si la blessure a saigné largement ou que, par une succion immédiate, on ait aspiré le poison.

On sait enfin que les humeurs d'un cadavre putréfié ou mort d'une maladie infectieuse contiennent des microbes. Il est donc probable que c'est par leur intermédiaire que l'intoxication se produit.

§ III

Conséquences pratiques engendrées par la théorie parasitaire des complications septicémiques des plaies.

Dès qu'il a été reconnu que les liquides sécrétés par les plaies constituent un milieu favorable au développement des germes, l'idée de mettre ces points d'attaque à l'abri du contact de l'air, s'est imposée à l'esprit des chirurgiens, en même temps que celle d'exécuter les pansements de manière à écarter ou à détruire les microzoaires.

M. A. Guérin a imaginé de recouvrir les plaies d'une substance susceptible de tamiser l'air et de retenir dans ses mailles tous les corpuscules qui peuvent se trouver mêlés à lui, d'où le nom de *pansement filtrant* qui a été donné à son procédé.

Quant aux substances antiseptiques, leur usage était adopté en chirurgie et leur efficacité reconnue empiriquement, bien longtemps avant que M. Lister eût basé leur emploi méthodique sur l'adoption de la théorie des germes et eût à un tel point perfectionné leur mode d'emploi que son nom se fût attaché au pansement antiseptique. Le chirurgien d'Edimbourg n'en a pas moins le droit de revendiquer comme sienne la méthode de pansement qui porte son nom puisque, non-seulement il l'a revêtue du caractère de certitude scientifique qui lui manquait, mais encore il en a modifié les détails à un degré tel que l'on peut dire sans exagération qu'il l'a créée de toutes pièces.

Telles sont, à proprement parler, les deux méthodes de pansement qui appartiennent directement comme conséquences à la théorie des germes.

Il faut se rappeler toutefois que les chirurgiens n'ignoraient pas, antérieurement aux travaux de MM. Pasteur, Davaine, Tyndall, etc. que l'air est l'agent direct de certains accidents des plaies ou le véhicule de principes miasmatiques susceptibles d'engendrer de redoutables complications. Les succès obtenus par la méthode sous-cutanée, partout où elle est applicable, étaient bien faits d'ailleurs pour fortifier cette opinion et engager les plus clairvoyants à mettre artificiellement les plaies exposées dans les conditions des plaies sous-cutanées. Telle fut l'origine du *pansement par occlusion* qui, entre les mains de M. J. Guérin, avait déjà donné des résultats très-remarquables.

La méthode ingénieuse de ce chirurgien, bien que fondée sur une idée théorique différente, se rapproche à un tel point, par ses effets, des méthodes antiseptiques vraies, que je crois utile de la faire connaître préalablement.

a. — C'est en 1839 que M. J. Guérin imagina les appareils aux moyens desquels il est parvenu à rendre possible l'évolution des plaies à l'abri du contact de l'air. Son but était de parvenir à empêcher la suppuration, comme dans les plaies sous-cutanées, et, par conséquent, de prévenir les accidents consécutifs à la résorption de ce produit de sécrétion dont les effets toxiques étaient déjà connus depuis longtemps.

M. J. Guérin a maintes fois exposé sa théorie et ses procédés ; mais jamais l'occasion ne s'était aussi bien offerte à lui de faire valoir sa doctrine comparativement avec les principes de l'école Pasteur, que pendant le cours de la mémorable discussion qui a eu lieu en 1878, à l'Académie de Médecine, sur la désarticulation de la hanche, discussion dont la note dominante fut, à vrai dire, une étude approfondie sur les pansements. Plusieurs orateurs avaient déjà fait connaître leurs idées et développé leurs systèmes, y compris la théorie des germes, lorsque M. J. Guérin, après avoir résumé son appréciation générale sur l'ensemble de la discussion, termina son discours par l'exposition nouvelle de son procédé qui a pour but de remplir les cinq indications suivantes :

1° Confection des lambeaux ;

2° Coaptation et greffe des surfaces ;

3° Pression propre à la favoriser ;

4° Mise et maintien incessant de la plaie à l'abri du contact de l'air ;

5° Soustraction incessante des gaz et des liquides excrétés par la plaie.

Seuls, les trois derniers points nous intéressent. Voici de quelle manière ils furent développés par l'auteur :

« La pression destinée à favoriser la coaptation et la greffe générale et uniforme, doit être répartie d'une façon égale et directe et au degré voulu sur toute l'étendue des surfaces. La pression atmosphérique répartie d'une façon égale sur toute la surface du moignon réalise toutes les indications.

» En ce qui concerne la soustraction de la

plaie et du moignon au contact de l'air, il fallait un système d'appareils propre à cerner hermétiquement le moignon et la plaie, combiné avec l'opération continue. C'est ce que réalise, de la manière la plus précise, mon appareil d'occlusion pneumatique.

» Quant à cette évacuation continue, elle est un premier moyen qui s'oppose à la stagnation et à la formation des liquides épanchés. Les petits tubes en verre criblés à leur extrémité par lesquels je remplace les drains, les sutures profondes et l'occlusion pneumatique se combinent et s'harmonisent pour produire et entretenir l'évacuation des liquides de la plaie. »

Le système d'appareils imaginés par M. J. Guérin pour répondre à ces diverses indications comprend dans son ensemble :

1° Un récipient pneumatique central destiné à faire et à entretenir le vide dans tous les appareils particuliers ;

2° Des récipients en verre, de dimensions et de contenance moindres, constituant des appareils particuliers qui sont reliés au récipient central par une série de tubes élastiques ;

3° L'appareil occlusif consistant en un manchon en caoutchouc vulcanisé de toutes formes, de toutes dimensions, telles qu'on puisse les adapter aisément à toutes les parties du corps.

« Le membre blessé, préalablement recouvert d'une enveloppe de tissus perméables, est
introduit dans le manchon de caoutchouc qui
est mis en rapport avec le récipient pneumatique
par l'intermédiaire d'un tube incompressible.
Dès qu'on fait fonctionner l'appareil, les gaz
renfermés dans le manchon passent dans le
récipient pneumatique, et la poche envelop-
pante, obéissant à la pression atmosphérique,
suit le retrait des gaz et se moule hermétiquement sur la surface enveloppée.

» On conçoit aisément les effets mécaniques
et physiologiques qui résultent de ce jeu de
l'appareil. Le récipient pneumatique entretient
d'une manière permanente le double effet de
l'aspiration du contenu du manchon et de la
pression atmosphérique sur ce dernier, l'une
et l'autre agissant au degré voulu.

» L'enveloppe intermédiaire du tissu perméable favorise, sur toute l'étendue de la partie
enveloppée, la circulation des gaz et des liquides
aspirés ; elle maintient ainsi les surfaces enveloppées en rapport incessant avec le récipient
pneumatique.

» Le manchon de caoutchouc, en vertu de
sa souplesse, de son imperméabilité et de la
pression élastique de son ouverture, se moule,
en les comprimant uniformément, sur les sur-

faces enveloppées sans permettre l'entrée de l'air.

» A ces effets mécaniques correspondent des effets physiologiques ; l'aspiration continue du récipient pneumatique favorise l'exhalaison et les sécrétions cutanées, empêche la stagnation de ces produits et celle des liquides épanchés. Elle exerce sur la surface de la plaie une double influence, elle favorise la sécrétion plastique réparatrice et elle prévient, par le mouvement rétrogade qu'elle provoque, toute absorption ou résorption des gaz ou des liquides épanchés ou des substances toxiques ou virulentes déposées à leur surface ; enfin si les plaies offrent des solutions de continuité, des anfractuosités, comme dans les fractures compliquées, ces solutions de continuité et ces anfractuosités se comblent incessamment par les sécrétions plastiques que provoque le fonctionnement de l'appareil.

» Enfin, grâce au double système d'enveloppe, les plaies sont constamment maintenues à l'abri du contact de l'air, la douleur produite par ce contact est supprimée ou plutôt n'existe pas ; les liquides organiques ne s'altèrent point ; les parties enveloppées se dégorgent incessamment et les parties séparées tendent à se rapprocher ; l'inflammation suppurative ne se produit point, et lorsque les tissus lésés ne sont le siège d'aucune complication pathologique, ils se réunissent immédiatement.

» Les principales applications pratiques qui ont été faites de ce système d'appareils peuvent être ramenées à quatre groupes :

» Un premier groupe comprend les opérations chirurgicales simples qui n'intéressent que la peau et le tissu cellulaire, telles qu'incisions, ablation de cicatrices ou de tumeurs sous-cutanées, ligatures de vaisseaux, etc.

» Le deuxième groupe comprend les amputations graves, amputations des membres, résections, etc.

» Le troisième groupe comprend les fractures compliquées ;

» Le quatrième, les plaies par armes à feu avec dilacération et destruction des tissus, fractures comminutives et broiement des os, etc. »

M. J. Guérin termina son discours par une remarquable énumération de résultats pratiques qui témoignent des avantages réels que présentent ses appareils. Il fit connaître notamment les résultats de 24 amputations, dont 13 de cuisse, 7 de jambe, 1 du pied, 1 du gros orteil, 1 du bras, 1 de l'avant-bras. Il a eu 7 morts, dont 3 amputés de cuisse, c'est-à-dire en moyenne 29,16 %. Les blessés militaires, qu'il a traités pendant le siège, ont bénéficié plus largement encore de la méthode, puisqu'il n'a eu qu'un cas de mort sur 20 blessés ; il est vrai que les blessures étaient généralement moins graves.

Quoi qu'il en soit, ces faits prouvent bien qu'il y a avantage à mettre les blessures à l'abri du contact de l'air.

Au reste, cette méthode pourrait bien ne pas être désavouée par les partisans de la théorie des germes, si M. J. Guérin prenait les soins nécessaires pour écarter de la plaie les microbes que peut contenir l'atmosphère du champ opératoire, et si ses appareils n'avaient pas d'ailleurs le grave inconvénient d'être très-encombrants.

b. — Il est une autre méthode, entièrement opposée à celle de M. J. Guérin, qui doit néanmoins être rangée au nombre des méthodes antiseptiques. Je veux parler du pansement à ciel ouvert. L'idée en est venue aux chirurgiens qui, comme MM. Rose et Verneuil, sans ajouter une grande importance à l'influence des microbes, considèrent que les fluides sécrétés par les plaies sont susceptibles de subir à tout instant des modifications de nature chimique qui les rendent toxiques, et ne voient pas de meilleur moyen d'en empêcher la résorption

que d'exercer une surveillance directe et con-
tinuelle afin de prévenir l'accumulation de ces
matières sur un point quelconque de la solution
de continuité. Ajoutez à cela l'application fré-
quente de liquides détersifs ou antiseptiques,
et il sera facile de comprendre qu'une plaie,
ainsi traitée avec des soins rigoureux de propreté, a plus de chances d'évoluer sans en-
combre vers la guérison que celles auxquelles
quelques-uns s'obstinent encore à appliquer les
anciennes méthodes de pansement qui favori-
saient à un si haut degré l'accumulation et la
putréfaction du pus. Rose a eu l'occasion de
fournir une preuve très-frappante de la supériorité de cette méthode sur l'ancienne. Lorsqu'il reprit le service de Billroth (1867-1871),
il n'eut que 28 % de mortalité pour les amputations de cuisse et 10 % pour les amputations
de jambe, tandis que son prédécesseur avait
eu précédemment 82 % pour les amputations
de cuisse et 55 % pour les amputations de
jambe (1).

Inutile, malgré cela, de faire ressortir le
côté désastreux d'un tel mode de pansement
qui expose les plaies à toutes les causes d'in-

---

(1) Le Fort, *Disc. [à la Soc. de chir.*, (séance du
19 mars 1879).

flammation dues au contact de l'air, éternise la suppuration et produit des cicatrices vicieuses, sans parler des dangers de l'invasion des microzoaires.

Pendant le cours de la mémorable discussion sur la désarticulation coxo-fémorale dont je parlais tout-à-l'heure, M. Richet eut l'occasion de critiquer, avec les autres méthodes, celle dite *pansement à ciel ouvert* « que l'on pourrait appeler *la méthode naturelle*, car l'homme de l'art n'y intervient pour ainsi dire pas. Elle permet d'éviter la rétention du pus, les phlegmons des moignons, les infiltrations purulentes interstitielles entre les muscles. Mais met-elle à l'abri des érysipèles et des infections purulentes ? Ses partisans, M. Verneuil entre autres, le prétendent. Mais je ne puis partager leurs illusions J'ai vu survenir souvent des érysipèles, des infections purulentes, à l'occasion de plaies pansées à ciel ouvert, malgré l'emploi d'antiseptiques tels que l'alcool, camphré ou non, que je considère comme le meilleur de tous. D'ailleurs il exige beaucoup de temps pour que l'on obtienne une cicatrisation complète ; et pendant tout ce temps le blessé reste exposé à tous les accidents des plaies ; la cicatrice, enfin obtenue, est fréquemment irrégulière, présente des saillies coniques qui obligent parfois à des réamputations et sont, pour beaucoup de malades, une source de douleurs très-vives. » (1).

Au demeurant, M. Verneuil est trop convaincu de la justesse de la doctrine septicémique pour se montrer exclusif. Tous les pansements antiseptiques lui paraissent recommandables, l'un plus que l'autre suivant les cas. Aussi les a-t-il tous employés tour-à-tour, et toujours avec succès. Voici, du reste, ses conclusions :

« 1° Plusieurs pansements, très-différents à première vue, peuvent être utilement employés, à la seule condition qu'ils se ressentent directement ou indirectement de la méthode antiseptique dont ils constituent les divers procédés et qu'ils satisfassent aux exigences de la doctrine de la septicémie ;

» 2° Aucun pansement n'est applicable partout et ne peut prétendre à une efficacité constante. Le meilleur de tous, dans un cas, peut devenir le plus médiocre dans un autre ;

» 3° Le même pansement, convenable à une certaine période de la cure, peut nuire avant ou après ;

» 4° Si rarement appliqué et applicable qu'il soit, un pansement peut, dans un cas exceptionnel, l'emporter sur un autre ;

---

(1) Séance du 28 janv. 1878.

» 5° L'art consiste à faire un choix motivé. » (1).

Il me reste maintenant à décrire et à apprécier les deux modes de pansement que les idées de M. Pasteur ont eu le privilège de faire naître.

Je parlerai d'abord du pansement filtrant de M. A. Guérin, bien qu'il soit postérieur en date au pansement antiseptique de Lister, parce qu'il ne remplit peut-être pas aussi complètement que celui-ci l'indication d'écarter absolument tous les germes infectieux des plaies exposées.

c. — Ce pansement, ainsi que je l'ai déjà fait entendre, consiste essentiellement à recouvrir exactement la solution de continuité d'une épaisse couche de coton destiné à filtrer l'air et à le débarrasser de tous les germes qu'il peut contenir.

Voici, en résumé, quel est le *modus faciendi* : « Aussitôt après une opération, ou le plus tôt possible après le traumatisme, envelopper la plaie et le membre, après les avoir désinfectés, de masses considérables d'ouate ; dépasser beaucoup la région de la plaie ; serrer cette ouate énergiquement avec de nombreux tours

____

(1) Séance du 2 juillet 1878.

de bande, pour que le tout soit solide et bien résistant. Laisser l'appareil en place jusqu'à ce que les phénomènes de réparation soient bien avancés, 20, 25, 30 jours et plus. Si l'appareil se relâche, appliquer de nouveaux tours de bande; si la ouate se tachait de liquides de la plaie, appliquer de nouvelle ouate et la comprimer par-dessus l'appareil. » (1).

Tels sont les gros préceptes. M. Raoul Hervey, dans une thèse fort remarquable qui lui a valu le prix Duval, s'est efforcé de prouver qu'en suivant les préceptes de M. Alph. Guérin aussi rigoureusement que possible, en appliquant l'ouate en dehors de la solution de continuité et non sur les surfaces saignantes, de façon à rapprocher les lèvres de la plaie, on a de grandes chances d'obtenir la réunion immédiate, ce qui permet de lever l'appareil du douzième au quinzième jour.

Il faut d'ailleurs, dès les premiers jours, surveiller le pansement pour voir s'il se tache et le défaire si du sang pur le traverse. On agirait de même s'il se produisait une odeur fétide, marque certaine de quelque défaut grave.

M. Hervey constate en outre qu'aucun organisme vivant n'existe sous les pansements bien

---

(1) *Journal de Méd. et de Chir. prat.* n° de sept. 1876.

exécutés, et démontre que les complications des plaies sont ainsi tout-à-fait rares, en même temps que la proportion des guérisons augmente d'une manière remarquable.

Quant à l'utilité spéciale du pansement ouaté dans les arthrites suppurées, elle est mise en évidence dans une thèse du Dr E. Blanc. Suppression de la fièvre, disparition de la douleur; diminution de la suppuration; tels sont les avantages principaux qu'elle présente dans les longues suppurations articulaires accompagnées d'hecticité, surtout si on y joint l'immobilité des parties.

En somme, cette méthode est excellente, et, au moment même de son apparition, en 1870, elle a rendu de trop réels services à nos malheureux blessés pour qu'on ne doive la faire figurer avec le plus grand honneur parmi les meilleures acquisitions de la chirurgie contemporaine. Mais on devine le côté faible : quelle que soit la rapidité avec laquelle le chirurgien s'attache à exécuter une opération et à recouvrir la plaie de l'enveloppe protectrice, après l'avoir détergée avec la solution phéniquée, il est de toute évidence que les microbes ont encore le temps de s'y attacher et de déterminer, dans les liquides sécrétés, des modification redoutables. Il en est de même chaque fois que le pansement est renouvelé, malgré la précaution que prend M. A. Guérin d'éloigner provisoirement ses opérés de la salle commune. Cet inconvénient est si grave et il est si difficile de l'éluder que d'éminents chirurgiens se sont efforcé de démontrer que l'application de l'ouate sur une plaie doit ses bons effets à autre chose qu'à l'obstacle qu'elle peut opposer à l'accès des germes. M. Gosselin, par exemple, a soutenu devant l'Académie que cet appareil est bon :

« 1º Parce qu'il met à l'abri de l'inflammation suppurative trop intense ;

» 2º Parce qu'il satisfait à cette indication par la grande qualité d'être un pansement rare qui maintient sans interruption l'occlusion, la protection, l'immobilisation, l'uniformité de température, sans compter le peu de sensibilité des parties et la satisfaction morale du malade, toutes conditions qui, si la santé antérieure n'est pas trop défectueuse, conduisent à ce résultat très-simple et cependant bien grand : la formation, rapide et sans entraves, d'une membrane pyogénique ou granuleuse essentiellement et rapidement réparatrice. » (1).

Dans la séance du 7 septembre suivant,

____

(1) Gosselin — *Comptes-Rendus de l'Acad. de Méd.* Séance du 31 août 1875.

M. A. Guérin lui répondit : « Théoriquement l'ouate filtre l'air et le débarrasse de toutes les poussières, de tous les corpuscules qui y sont suspendus. Je puis dire que le plus ordinairement on ne trouve ni vibrions ni autres corpuscules animés dans le pus des blessés que j'ai pansés. Si l'on prouvait, contrairement à ma conviction, que des vibrions peuvent se développer dans le pus sous le pansement ouaté, on n'aurait pas encore prouvé que je ne filtre pas l'air, car alors il faudrait reconnaître que je n'ai pas assez épuré l'ouate, que la plaie n'a pas été suffisamment lavée avec des liquides antiseptiques, ou que l'air de la salle de pansement était contaminé ; car si l'ouate est exactement appliquée, *s'il n'existe pas de passage pour les corpuscules animés de l'atmosphère* sur les confins du pansement, il faudrait soutenir que l'ouate ne filtre pas l'air, ce qui n'est pas admissible après la démonstration qui en a été faite par MM. Pasteur et Tyndall. Quand donc le pus contient des vibrions, je dis que le pansement est insuffisant ; il ne suffit pas, en effet, qu'une méthode soit virtuellement bonne, il faut qu'elle soit bien appliquée. »

Quant à l'affirmation que le pansement ouaté n'est pas autre qu'un pansement occlusif, idée dont M. J. Guérin s'était emparé pour avancer qu' « il n'est pas autre chose qu'un fils de ses œuvres, un procédé de sa méthode par occlusion » (1), M. A. Guérin la repousse non moins énergiquement : « le pansement ouaté n'est pas, à vrai dire, un pansement par occlusion. Les expériences faites dans le laboratoire de M. Pasteur ont montré que l'ouate tassée dans un tube aussi fortement qu'il soit possible de le faire, n'empêche nullement l'air de le traverser; l'air passe donc à travers les couches de l'ouate, dans les pansements de ce nom et arrive nécessairement au contact des liquides sécrétés à la surface de la plaie, le pansement ouaté ne produit donc pas l'occlusion complète. » (2).

On le voit, M. A. Guérin défend avec énergie le principe sur lequel repose la conception de son pansement. Au surplus, l'application qu'il en a faite a donné d'excellents résultats qu'il a pris soin de faire connaître à l'Académie, le 7 mai 1878, à propos de la discussion sur le pansement des plaies. Ces résultats sont trop importants pour ne pas être consignés ici. Ils portent sur les faits relevés dans le service

----

(1) Séance du 31 août.
(2) Séance du 31 août

de M. A. Guérin, à l'Hôtel-Dieu, pendant les années 1874, 1875, 1876 et 1877.

1874

2 amputations de la jambe au lieu d'élection.

1 amputation de Chopart.

1 résection du coude (femme tuberculeuse).

2 résections du premier métatarsien.

1 amputation du cinquième métatarsien.

La réunion immédiate eut lieu dans une des amputations de la jambe et dans l'amputation de Chopart. Tous les opérés guérirent.

1875

Amputation de la jambe au lieu d'élection.

Amputation intra-malléolaire.

Résection du coude.

Amputation de l'avant-bras.

Arrachement du pouce.

5 hernies crurales pansées par l'ouate après l'opération.

Tous les malades guérirent : l'amputation de la jambe, celle de l'avant-bras et l'intra-malléolaire par première intention.

1876

Désarticulation scapulo-humérale.

Amputation sous-malléolaire chez un phthisique; réunion immédiate. Succombe 10 mois après aux lésions tuberculeuses.

Amputation de la jambe chez un hémophilique. Hémorrhagie, athrepsie. Mort dans une syncope.

1877

Amputation au tiers supérieur du bras. — Seconde intention.

Amputation du poignet. — Première intention.

Amputation sus-malléolaire. — Première intention.

Amputation de cuisse au tiers inférieur. Mort 6 heures après l'opération.

Enfin, au commencement de l'année (1878), il y a eu une amputation de jambe pratiquée par M. Marchand, et une amputation de cuisse pratiquée par M. A. Guérin, ce dernier malade convalescent en ce moment (Mai).

« En résumé, il y a eu 23 amputations ou résections ; dans un cas la mort eut lieu par hémorrhagie, chez un hémophilique ; dans un autre, elle a été la conséquence d'une double fracture du bassin avec épanchement de sang dans l'abdomen. Si l'on prend la moyenne des morts, on aura 2 morts sur 23, mais absolument indépendantes du mode de pansement. »

De 1874 à 1878, M. A. Guérin a traité, en outre, par son pansement : 1 fracture du bras droit avec plaie ; 1 fracture de jambe avec plaie de 5 centimètres ; une fracture comminutive de jambe (large plaie de 20 contimètres sur 8) ;

1 fracture du tibia et du péroné avec plaie,
hémorrhagie et emphysème; 1 fracture de
jambe et du premier métatarsien (abcès communiquant avec le foyer); 1 fracture de l'avant-
bras avec plaie pénétrante; 1 fracture compliquée de la jambe; 1 fracture comminutive du
tabia (mort du tétanos); 1 fracture de la jambe :
ostéo-myélite; glace, abcès ouvert, guérison.
Après sa sortie le malade se fracture de nouveau la jambe; abcès communiquant avec le
foyer, guérison encore; 1 fracture de jambe
compliquée de plaie, avec chevauchement des
fragments, mort en 4 jours.

« Cela fait deux morts sur douze fractures
compliquées. Cela paraît énorme quand on ne
juge que par des chiffres, tandis que les faits
observés ont fait des élèves qui les ont vus autant de partisans de ma méthode. *Il n'y a pas,
en effet, un de ces cas de fracture qui n'eût paru
à nos devanciers réclamer impérieusement l'amputation.*

« J'ai donné un extrait des notes de mes élèves. Tous ont certifié n'avoir jamais vu sous
mon pansement ni érysipèle ni infection purulente. »

M. A. Guérin termine cette énumération par
trois observations d'ouverture des plus grandes

articulations toutes trois guéries, dont une suivie d'ankylose.

d. — L'avantage incomparable du pansement antiseptique de Lister consiste à prévenir d'une façon certaine l'accès des germes sur la plaie. Il faut savoir toutefois que la réussite dépend de la rigoureuse observation des règles minutieuses posées par le chirurgien d'Edimbourg ; il est bien constaté, en effet, que l'oubli du moindre détail suffit à expliquer les nombreux échecs que les novices ont une tendance malheureuse à mettre sur le compte de la méthode elle-même : « Nos soins, nos efforts, tranchons le mot, notre anxiété, Messieurs, sont faciles à comprendre ; nous ne sommes pas dans la position de ceux qui ne croient pas à l'efficacité de la méthode dans tous les cas, et qui, lorsqu'ils obtiennent du pus sous un pansement antiseptique, s'en consolent en disant que cela tient à la constitution du malade, ou à toute autre cause problématique ; au contraire, *nous savons que chaque fois que nous avons opéré dans des tissus sains, si nous avons de la suppuration, c'est notre faute.* Voilà ce qui nous rend si précis, si minutieux, voilà ce qui nous fait prendre tant de précautions que quelquues-uns trouvent peut-être puériles ou de *mise en scène*, comme on l'a dit, et qui nous paraissent, à nous, indispensables. » (1).

On m'approuvera donc d'entrer dans de longs détails en exposant les procédés de la méthode listérienne.

C'est à Glasgow, dans une salle de chirurgie absolument infectée, que M. Lister, frappé comme tant d'autres des insuccès dus à l'action sur les plaies d'un air chargé d'émanations putrides, conçut la première idée de son pansement. C'était en 1865, alors que M. Pasteur venait de publier ses premières découvertes relativement au rôle joué par les microzoaires aériens sur les fermentations et sur la putréfaction. M. Lister comprit tout de suite que ces idées nouvelles contenaient en germe une révolution complète dans la pratique chirurgicale, et il se mit aussitôt à l'œuvre.

Son premier soin fut de s'assurer, en renouvelant les expériences de M. Pasteur, de la réalité des résultats annoncés par le savant français. Puis, après avoir acquis la certitude que les microbes qui flottent dans l'atmosphère sont la cause principale de la suppuration,

_____

(1) Lister cité par Du Pré — *La Chir. et le Pans. antis.* Paris, Delahaye, 1879, p. 234.

qu'ils provoquent, en outre, la putréfaction du pus, de même que celle du sang et des autres liquides animaux, il ne douta plus qu'ils ne fussent ainsi les agents véritables des plus terribles complications des plaies.

Tel fut le point de départ et le fondement de la réforme radicale qu'il devait apporter, après d'assez nombreux tâtonnements, à la pratique de l'art chirurgical.

Il ne devait pas cependant tarder à reconnaître qu'il ne suffit pas, pour empêcher une plaie de suppurer, de la mettre rigoureusement à l'abri de l'action des germes, mais qu'il faut encore lui épargner le contact de tout corps étranger irritant, en faisant en sorte, d'ailleurs, que les surfaces cruentées ne soient jamais dans des rapports tels qu'elles puissent subir, à un moment donné, un excès de tension.

Ces trois conditions écartées, la plaie, non-seulement ne doit pas subir de putréfaction dans ses éléments, mais encore ne peut suppurer. Elle évolue absolument à la manière des plaies sous-cutanées.

Il est aisé, d'après cela, de prévoir quels vont être les points principaux de la pratique listérienne :

1° Détruire les germes pendant l'opération, et, la plaie ayant été mise rigoureusement à l'abri de leur contact, pratiquer les pansements de manière à leur en rendre l'accès impossible jusqu'à guérison parfaite. Ce but sera atteint par l'emploi rationnel des substances antiseptiques ;

2° Eviter l'excès de tension. On y parviendra en rendant facile l'écoulement des liquides (*discharge*) sécrétés par la plaie ;

3° S'opposer à l'action irritante due au contact des corps étrangers. Le moyen principal d'atteindre ce but consiste dans le rapprochement des lèvres de la plaie ; puis vient la substitution du catgut au fil pour les ligatures ; enfin le soin qu'il faut mettre à ce que le contact des solutions antiseptiques ne dure pas trop longtemps. Il faut remarquer que les caillots sanguins ne doivent pas être rangés dans la catégorie des corps étrangers, et qu'ils se résorbent sous le pansement sans qu'on en ait à redouter aucun mauvais effet.

Voyons de quelle manière M. Lister remplit ce programme. Pour empêcher les germes d'envahir la plaie, il ne suffit pas de les détruire dans toute l'étendue du champ opératoire, il faut encore que tous les objets qui doivent se trouver en contact avec elle soient rigoureusement purifiés. Ce résultat, M. Lister l'obtient en soumettant ces divers objets à l'action d'un bain fermenticide d'acide phénique (solution au 20ᵉ).

Le point où l'opération sera faite et les parties voisines sont nettoyés avec une éponge imbibée du même liquide; ce nettoyage doit s'étendre à la région entière dans laquelle l'opération doit être exécutée. Les mains de l'opérateur et de ses aides doivent être soumises à une ablution préalable dans une solution phéniquée au 40ᵉ, qui est appelée *solution faible* par opposition à la première, dite *solution forte*.

En même temps les germes qui flottent dans l'atmosphère du champ opératoire devront être rigoureusement détruits pendant toute la durée de l'opération et du pansement. Pour atteindre ce but, M. Lister avait cru d'abord qu'il serait suffisant d'opérer à l'abri d'une compresse imbibée d'huile phéniquée et de recouvrir la plaie le plus rapidement possible. Mais il ne tarda pas à reconnaître que ces précautions sont insuffisantes, et c'est alors qu'il eut l'ingénieuse idée de créer autour de la plaie une atmosphère véritablement antiseptique, grâce à la pulvérisation de l'eau phéniquée en un jet puissant au-dessus du champ opératoire. Cette pulvérisation doit toutefois engendrer un nuage assez léger, non-seulement pour ne pas mouiller l'opérateur, mais encore pour ne pas exercer une action trop irritante sur les muqueuses oculaire et respiratoire. Les éponges humides, nécessaires pendant l'opération, devront être imbibées de solution faible.

L'opération terminée, la surface cruentée tout entière est lavée avec la solution forte. Cette précaution est indispensable, et le résultat de ces lavages est de donner au sang et aux muscles une couleur grise ou chocolat clair caractéristique.

La réunion est faite aussitôt après. Il faut savoir toutefois que les ligatures des artères ont été préalablement opérées au moyen d'une substance destinée à être résorbée qui, sous le nom de *catgut*, n'est pas autre chose que la corde à boyau à laquelle on a fait subir des modifications spéciales. Le nœud de ces ligatures *perdues* reste donc enfoui au fond de la plaie. Quant aux sutures destinées à maintenir les lèvres de la plaie rapprochées, M. Lister les fait habituellement avec un fil d'argent, et, lorsque la plaie est assez grande pour qu'il puisse supposer qu'elles ne suffiront pas à maintenir ses deux valves en parfait contact, il y ajoute une suture profonde, constituée par un grand fil d'argent qui, traversant les deux valves dans toute leur épaisseur, vient s'enrouler sur une petite plaque de plomb percée d'un petit trou à son centre.

Pour favoriser l'écoulement des liquides et prévenir l'excès de tension , M. Lister emploie le drainage au moyen des tubes de Chassaignac. Le tube dont il se sert est taillé de manière à ce que, introduit debout dans l'ouverture de la plaie, il parvienne jusqu'au fond, sans que son autre extrémité en dépasse les bords. Le tube est retiré à chaque nouveau pansement et nettoyé dans la solution forte. S'il est devenu trop long, on en supprime un fragment d'un coup de ciseau. Il arrive aussi un moment où, la plaie se rétrécissant, le diamètre du tube primitif est trop grand, il faut alors le remplacer par un tube plus étroit. On supprime enfin tout drainage lorsque l'on s'aperçoit qu'il ne se fait plus aucun écoulement; mais il faut bien se garder de le faire prématurément, car les liquides s'accumuleraient très-vite et donneraient lieu à des abcès.

Je l'ai déjà dit, le contact prolongé des solutions antiseptiques ne manquerait pas d'irriter la plaie et de provoquer la suppuration. Comment se fait-il que leur action temporaire ne suffise pas pour entraîner cet accident ? On ne peut trop se l'expliquer. Toujours est-il que c'est là un fait certain, bien qu'en apparence paradoxal et qu'on ne nuit en rien à la réussite de la réunion immédiate, même en employant les solutions phéniquées les plus caustiques, à la condition de n'accorder à leur action qu'une durée limitée.

N'oublions pas toutefois qu'il sera nécessaire de faire évoluer la plaie, jusqu'à guérison parfaite, dans une atmosphère antiseptique, et qu'il faudra conséquemment que les pièces principales du pansement soient imbibées d'une solution phéniquée. C'est pour éviter le contact des pièces trempées dans cette solution, avec les lèvres de la plaie qui ne manqueraient pas de s'irriter et de suppurer, que M. Lister recouvre cette partie, ainsi que 4 ou 5 centim. de peau environnante, avec un morceau de *protective*, espèce de taffetas gommé imperméable à l'acide phénique, mouillé préalablement dans la solution faible pour le débarrasser de tout germe. Le protective est recouvert par quelques fragments de gaze antiseptique.

Cette gaze est constituée par de la mousseline commune rendue antiseptique par son séjour prolongé dans un mélange d'acide phénique, de résine et de paraffine. Toutefois, comme la gaze antiseptique ne cède que fort lentement l'acide phénique dont elle est imprégnée, et que des germes peuvent s'être déposés à sa surface pendant son exposition à l'air, il est prudent de tremper ces fragments dans la solution faible avant de les disposer au-dessus du protective. Observons que ces fragments de gaze ne doivent recouvrir que le protective.

Les autres pièces du pansement devront s'étendre au-delà de ces étroites limites de manière à recouvrir la peau sur une surface considérable autour de la plaie, de telle manière que si, par exemple, il s'agit d'un membre, il soit entouré tout entier. La première pièce de pansement qui devra être maintenant appliquée se compose de huit feuilles de gaze superposées, ou d'un plus grand nombre s'il en est besoin. Il faut avoir soin, pour la raison que je donnais tout-à-l'heure, de mouiller légèrement, avec la solution faible, la première de ces feuilles, celle qui s'appliquera sur le protective et sur la peau environnante.

Entre la septième et la huitième feuille, on interpose le *mackintosh*, étoffe rendue imperméable par une couche de caoutchouc étendue sur une de ses faces. Cette pièce du pansement est destinée à empêcher absolument l'air de s'introduire au-dessous d'elle; on la place entre les dernières feuilles de gaze afin qu'elle fasse mieux corps avec le reste du pansement et ne forme pas des godets qui puissent favoriser l'introduction de l'air.

Le tout est fixé et maintenu en place à l'aide de bandes de gaze antiseptique que l'on assujettit en nouant deux bouts déchirés ou avec des épingles anglaises.

Ainsi constitué, ce pansement est très-solide et n'a guère de chances de pouvoir glisser. Cependant, par luxe de précaution, M. Lister fixe souvent à ses extrémités deux bretelles de caoutchouc qui, par leur élasticité, achèvent de lui donner une fixité absolue.

Mais il est des régions où l'application de ce pansement ne peut être faite régulièrement. C'est au chirurgien à s'efforcer d'en remplir nonobstant les conditions par quelque ingénieuse modification de détail : ouate phéniquée sur les bords partout où l'on peut craindre quelque soulèvement, etc. De plus, lorsque l'étendue de la plaie nécessite un peu de compression afin de maintenir les lambeaux au contact, M. Lister a coutume de l'exercer par l'intermédiaire d'une éponge imbibée de la so-solution faible qu'il place immédiatement au-dessus d'un morceau convenable de protective.

Quoi qu'il en soit, le pansement doit être renouvelé fréquemment, au moins toutes les 24 heures au début, plus souvent même si l'écoulement qui se fait par la plaie est assez abondant pour avoir souillé le pansement jusqu'aux bords. Le liquide séreux qui s'écoule ainsi au début a une composition complexe non déterminée ; les anglais lui ont donné le nom significatif de *discharge*. Si le pansement est bien fait, ce liquide doit être inodore ; il faudrait se méfier de quelque faute commise et y rémédier tout de suite s'il prenait de l'odeur.

Chaque fois que le pansement sera renouvelé, on devra prendre les mêmes précautions qu'au moment de l'opération, tant pour l'atmosphère que pour les mains et les instruments, sous peine de voir le pus apparaître et la plaie présenter bien vite l'aspect qu'elle a sous les pansements ordinaires. Pour être sûr d'éviter ce danger, il faut persévérer dans la protection antiseptique de la plaie *jusqu'à cicatrisation parfaite*. Toutefois, à mesure que la plaie tend à se fermer davantage, les pansements doivent être de plus en plus rares, l'écoulement diminuant progressivement d'abondance. Enfin, au lieu de ces nombreuses feuilles de gaze indispensables au début, on pourra se servir de substances antiseptiques plus commodes à manier, telles que l'ouate phéniquée ou mieux salicylée, la *jute préparée*, « étoupe faite avec la fibre du *chorchorus capsularis* rendue antiseptique par un séjour assez prolongé dans un bain d'acide salicylique, de glycérine et d'eau chaude, » ou enfin le *lint boraté*, étoffe de coton dont les Anglais se servent en guise de charpie et qui est devenue antiseptique grâce à un bain dans l'eau bouillante saturée d'acide borique.

Les résultats de ce pansement, lorsqu'il a été bien fait, sont vraiment merveilleux ; absence de pus, suppression presque absolue de la douleur, cicatrisation extrêmement rapide par première intention, tels sont les résultats locaux. Au point de vue général, l'avantage est encore plus marqué puisqu'on a ainsi fait disparaître, même dans les salles les plus infectées, toutes les complications septicémiques qui exerçaient auparavant de si affreux ravages dans les salles de chirurgie.

Tous les chirurgiens qui ont été assez bien avisés pour adopter la pratique rigoureuse de la méthode antiseptique, sont unanimes à en proclamer les avantages. Aucun n'hésiterait à conclure, avec Lister : « mes opérés, mes blessés étaient autrefois décimés par les complications chirurgicales, par l'infection purulente. J'ai vu les complications disparaître de mes salles. Non-seulement aujourd'hui je ne crains plus l'infection purulente, la septicémie ;

mais je pratique comme à plaisir toutes les opérations qui exposaient le plus les malades, sur les os, sur les articulations, sur les veines, et je ne les vois plus survenir. L'*hospitalism* est un mot qui n'a plus de signification. L'encombrement est devenu si peu inquiétant qu'on peut le braver dans les salles. »

Voyons maintenant si les résultats généraux fournis par la statistique sont de nature à justifier un pareil enthousiasme.

Sans doute, la méthode est encore trop nouvelle pour qu'en réunissant tous les faits produits dans une statistique commune et en en faisant l'addition, on puisse juger sérieusement de sa valeur. Mais, sans réunir de la sorte des chiffres le plus souvent disparates, qui donneraient une très-fausse idée d'une méthode qui a déjà transformé toute la chirurgie, on peut, tout en respectant les règles d'une logique rigoureuse, reproduire les résultats partiels obtenus séparément par les plus célèbres chirurgiens des divers pays, et signaler ensuite les modifications de détail que plusieurs d'entre eux ont cru utile d'apporter aux règles primitivement posées par M. Lister.

Nous allons commencer par M. Lister lui-même.

C'est à Glasgow, nous l'avons dit, qu'il a

inauguré la chirurgie antiseptique dans des salles qui, en outre des mauvaises conditions ordinaires, recevaient directement les émanations d'un cimetière on ne peut plus encombré. Avant l'inauguration de son pansement antiseptique, la moyenne prise sur une période de deux années lui avait donné une proportion de 16 morts sur 35 grandes amputations, tandis que la même moyenne prise sur les 3 premières années de la période antiseptique lui donna la proportion de 6 morts seulement sur 40 amputations ; ce qui constitue un abaissement de la mortalité de 45 % à 15 %, chiffre d'autant plus remarquable que la méthode était encore dans son enfance.

Depuis qu'il a perfectionné ses procédés, M. Lister a obtenu des résultats plus brillants encore. C'est ainsi qu' « à Edimbourg, en 6 ans, il n'a eu qu'un seul cas d'infection purulente, après une ablation du sein ; il n'a pas eu de cas de pourriture d'hôpital, comme jusque-là. Quant à l'érysipèle, il a été rare, peu grave et souvent est né *loin de la plaie*. Il n'a observé dans ses salles que deux cas de tétanos, et tous les deux pour des plaies atteintes de putréfaction. » (1).

____

(1) Lucas-Championnière — *Chirurgie antiseptique.* Paris, J.-B. Baillère, 1880, p. 134.

Le Dr G. Du Pré, de son côté, rapporte les chiffres suivants, empruntés au rapport officiel (*Reports regarding the affairs of the royal infirmary from* 1st *october* 1875 *to* 1st *october* 1876. *Edimburgh*, 1877) : « M. Lister a fait, pendant l'année 1875-1876, 19 amputations de Syme, sans un mort ; 23 amputations de doigt, sans un mort ; 32 résections du coude, avec *un* mort ; six résections du poignet, sans un mort ; 14 résections du genou, avec *trois* morts (résultat extrêmement remarquable) ; 10 résections de la cheville et du calcaneum seul, sans un mort ; il a pratiqué 42 amputations du sein, avec *un* mort ; 39 extractions de séquestres, avec *un* mort. Ces résultats sont incomparables ; cependant j'avoue très-franchement qu'ici j'ai *choisi ;* pour être impartial, je dois ajouter que les amputations du bras donnent un résultat moins favorable, trois morts sur sept opérations, tandis que les amputations de l'avant-bras donnent *six* guérisons sur *six* amputations ; de même pour les amputations de la cuisse, onze morts sur vingt-quatre amputés ; mais ces derniers chiffres n'atténuent en rien la valeur des premiers. Tout autre pansement que le pansement antiseptique a-t-il jamais donné des résultats comparables à ceux qu'indiquent ces premiers chiffres, et à si peu de prix pour les patients? Voilà la question telle qu'elle doit se poser; la réponse est dans toutes les bouches. » (1).

Les résultats obtenus à Copenhague par M. Saxtorph, un des premiers chirurgiens d'Europe qui aient appliqué la méthode de M. Lister dans un grand service de chirurgie, ne sont pas moins remarquables : « dans un hôpital dont l'insalubrité s'élevait de temps à autre si haut que l'infection purulente lui emportait ses opérés, *même pour une amputation de doigt*, il put faire les opérations suivantes dont il me communiqua la statistique en 1876.

11 résections du genou, 3 morts.

19 amputations de cuisse, 6 morts.

15 résections de hanche, 6 morts.

8 résections du carpe, 2 morts.

7 résections du coude, 1 mort.

6 résections de l'épaule, 3 morts.

10 extractions de corps étrangers articulaires faites à ciel ouvert, 1 mort.

22 amputations du pied (Syme), 7 morts.

11 extirpations du calcaneum, 4 morts.

» Mais ce n'était là que le commencement.... M. Saxtorph n'a pas pu communiquer une statistique totale dont les chiffres seraient énormes,

____

(1) Du Pré, *loc. cit.*, p. 247.

mais il nous a fait connaître le total de ses résultats relatifs à ses résections..... Il est facile de suivre pas à pas l'amélioration des résultats, à mesure que la méthode antiseptique s'introduit et se perfectionne..... Le total des cas enregistrés est de 100 résections (épaule, coude, poignet, hanche, genou, cou-de-pied ; les deux tiers sont de la hanche et du genou). La mortalité totale est de 33 morts, soit 33 pour 100.

» Avant 1873, 15 résections, 9 morts, 60 pour 100.

» Avant 1877 (chiffre total), 76 résections, 32 morts, soit 42 pour 100.

» Depuis 1877, 34 cas (15 de la hanche et 12 du genou), 5 morts, soit 17 pour 100.

» Enfin, nous dit M. Saxtorph, j'ai fait de grands progrès ; j'ai fait, depuis 1877, un pulvérisateur qui me permet d'être beaucoup plus rigoureux, plus exact, et depuis cette époque, j'ai fait 24 grandes résections articulaires, presque toutes du genou et du coude, et je n'ai perdu que 1 malade de tétanos, cela ne donnerait que 4,3 °/₀ de mortalité, c'est-à-dire presque un quatorzième de la mortalité des premières années.....

» Avec de semblables résultats, on conçoit aisément ce que m'écrivait M. Saxtorph : « il n'y a personne, je crois, en Danemark, qui ne

se serve du pansement de Lister dans ses opérations. *Pour moi, je renoncerais à faire de la
chirurgie, si je ne pouvais plus opérer antiseptiquement.* » (1).

Les résultats de la clinique de Halle où
M. Volkmann pratique, depuis trois ans, la
chirurgie antiseptique, sont encore plus merveilleux : « Nous pouvons affirmer, sans crainte
d'être démenti (2), que l'on trouve ici le triomphe de la méthode antiseptique ; *les résultats en
général de la clinique de Halle sont si favorables
et si marquants que nous défions le plus incré-
dule de visiter cette clinique sans s'en retourner
convaincu* ; cela a été le cas de plus d'un chirurgien, de plus d'un chef de service que nous
pourrions nommer ; et cependant nous ne sommes pas, à notre grand regret, resté assez
longtemps à Halle pour voir passer beaucoup
de ces visiteurs. Il est d'ailleurs impossible d'attribuer ces résultats aux conditions extérieures.
L'hôpital des cliniques de Halle est établi dans
des conditions très-défavorables ; situé sur une
petite place au milieu de la ville, il est entouré
étroitement d'un côté par des maisons d'habita-

---

(1) Lucas-Championnière, *loc. cit.*, p. 135 et suiv.
(2) Du Pré, *loc. cit.*, p. 120.—

12

tion, surplombé de l'autre par une grande église au pied de laquelle il est bâti et qui lui enlève beaucoup de jour et d'air; intérieurement il est composé de chambres très-petites, la plupart mal éclairées, dans chacune desquelles de six à huit lits sont entassés. Des cabinets nullement inodores communiquent directement avec chacune de ces chambres. On ne peut pas non plus invoquer le climat ni la pureté de l'air; le malheureux état dans lequel s'est trouvé cet hôpital en 1872 prouve bien que ces éléments n'y sont pour rien. Force est donc bien d'attribuer ces résultats, pour une certaine part sans doute, à l'habileté de l'opérateur, mais pour la plus grande part évidemment au pansement de Lister, ou, pour parler plus exactement, *au haut degré d'habileté auquel on est parvenu à Halle dans la confection de ce pansement....* Permettez-moi de vous citer ici quelques résultats généraux : depuis qu'il a commencé la pratique de Lister (c'est-à-dire depuis *trois ans*), M. le professeur Volkmann a traité par la méthode conservatrice et guéri *soixante-quatre* fractures compliquées, sans un mort; au moment où il a entrepris le pansement antiseptique, le professeur venait de perdre *douze* malades atteints de fractures compliquées sur *seize* (1) ; il a fait près de *quarante* opérations d'ostéotomie pour incurvations rachitiques ou ankyloses vicieuses, dont *vingt-deux* cette année, sans un accident ; il a exécuté, cette année seulement, *dix-neuf* résections de l'articulation coxo-fémorale pour une tumeur blanche, *avec un seul mort ;* il a, trois fois, largement ouvert l'articulation coxo-fémorale, dans des cas de diagnostic douteux ; n'y ayant rien trouvé, il a refermé la plaie et n'a eu aucun accident à déplorer. Les résultats les moins favorables sont ceux des amputations de cuisse : sur les *vingt et une* dernières, le professeur a eu *quatre* morts. Ce résultat n'est-il pas encore à envier ? Depuis trois ans, le professeur a eu un seul cas de pyohémie, alors que précédemment cette affection était, comme on l'a vu, très-commune dans son service ; il ne connaît presque plus d'érysipèle (8 cas depuis 2 ans) ; il n'a plus vu un seul cas de fusion du pus le long des aponévroses, ni de formation de clapiers, ni d'apparition de phlegmons dans le voisinage de la plaie.»

Voici, d'un autre côté, la statistique communiquée par M. Volkmann au congrès des chirurgiens allemands, le 5 avril 1877 :

----

(1) V. Volkmann, *Ueber den antiseptischen Occlusi- verband, etc.,* in *Samml. Klin. Vortraege,* n° 96.

AMPUTATIONS ET DÉSARTICULATIONS

Cas simples.

Désarticulation de l'épaule, 4   1 mort
    après 4 heures.
Amputation du bras, 14. . . . . . 0 mort.
Amputation de l'avant-bras, 23. 0 mort.
Désart. du poignet, 3. . . . . . 0 mort.
Désart. de la cuisse, 2. . . . . . . 1 mort
    après 4 heures.
Amput. de la cuisse, 42. . . . . 1 mort
    après 24 heures.
Amput. de la jambe, 25. . . . . 1 mort
    d'érysipèle.
Amput. partielle du pied, 42. . . 0 mort.

Cas compliqués.

Double amputation, 2 morts sur 9 cas; les deux morts sont des amputations des deux cuisses.

Lésions multiples graves, 6 cas, 6 morts; traumatismes avec ou sans opérations; mort en peu d'heures.

Malades opérés au cours de la septicémie; 15 cas, 8 morts.

Morts par maladies intercurrentes.

Un homme de 60 ans, amputé de cuisse, mort de delirium tremens.

Une jeune fille de 17 ans, tuberculeuse, morte de pneumonie.

Une fille de 24 ans, amputée de l'humérus pour phlegmon. Avortement, morte de fièvre puerpérale.

Dans ces cas, la cicatrisation, à la mort, était presque complète.

Le total des grandes opérations étant de 172, avec 23 morts, donnerait 13,2 de mortalité brute.

RÉSECTIONS.

Cas sans complication :

Epaule, 7; coude, 2; poignet, 2; tous guéris.

Hanche, 48; 4 morts, 2 assez éloignées, 3 mois; 2 chez des enfants de neuf mois et de deux ans et demi.

Genou, 21, 1 mort de méningite tuberculeuse.

Articulation tibio-tarsienne; 5; pas de mort.

Cas compliqués :

4 chez des individus atteints de septicémie ou de pyohémie ; tous morts.

Ostéotomie, 50 opérations sur 38 malades ; 1 mort d'hémorrhagie ; hémophile.

Opérations sur le sein : 119 sur 110 malades : 6 morts, 2 érysipèles dont un pour un pansement négligé ; l'autre venu d'eschares du sacrum ; 1 du choc ; 2 épuisés ; 1 de pustule maligne communiquée par le catgut.

Incisions d'hydrocèle, 45 cas ; pas d'accidents.

Fractures compliquées traitées par la conservation, 75 sur 73 malades. Pas de mort.

Amputations secondaires :

Cuisse, 1 ; genou, 4 ; jambes, 42 ; bras, 6 ; coudes, 5 ; avant-bras, 15 ; pas de mort.

Pendant le trois années (1874-1877), aucun cas d'infection purulente sur les blessés ou opérés, qui n'en présentaient pas avant le traitement. Trois ou quatre érysipèles chez des malades traités par la méthode antiseptique, et quelques autres pour des cas non antiseptiques.

Mac-Cormac, chirurgien de l'hôpital Saint-

Thomas (Londres) vient de publier un *Manuel de chirurgie antiseptique* (1) dans lequel j'ai pu relever plusieurs résultats intéressants des grandes cliniques anglaises.

« D'abord nous avons eu, dit Mac-Cormac (2), dans les derniers dix-huit mois, 45 opérations variées, pratiquées sur les os pour remédier à certaines difformités (plus 12 cas additionnels d'ostéotomie pratiquées avec succès).... Dans 30 cas il s'agissait de l'articulation du genou.... la guérison a été prompte, facile et complète, et dans chacun des cas où l'articulation du genou a été ouverte, on a obtenu une articulation mobile. »

Pour ce qui est des fractures compliquées, « 16 cas, ajoute le chirurgien de Londres, ont été traités d'après les stricts principes antiseptiques dans les derniers dix-huit mois (2 fractures du fémur, 11 du tibia, 3 du membre supérieur). *Toutes eurent une heureuse issue....* En examinant les rapports des six dernières années, sur 54 cas qui n'ont pas été traités d'une façon antiseptique, il y eut 12 morts, dont 4 de pyohémie et 4 d'érysipèle. Ainsi 8 morts que l'on aurait pu éviter. »

____

(1) Traduit de l'anglais par Lutaud. — Paris, G. Baillière, 1882.

(2) Page 13.

Les résultats obtenus par Holmes à l'hôpital Saint-Georges sont loin d'être aussi brillants (33 cas, 7 morts), surtout si on les compare aux 28 cas de fractures compliquées traitées à Berlin, dans le *Neues Staedtisches Krankenhaus* (bras, 2; avant-bras, 7; cuisse, 2; jambe, 17) tous suivis de guérison.

Mac-Cormac rapporte ensuite (p. 23 et 24) deux cas intéressants d'ouverture de l'articulation du genou (la première pour une synovite chronique, la seconde pour un corps étranger), toutes deux suivies de guérison et qu'il rapproche des 135 cas semblables réunis par Larrey sur lesquels la mortalité fut de 30, ou 22 p. 100.

Vient ensuite sa statistique sur l'ovariotomie : le nombre total de cas antiseptiques d'ovariotomie opérés à l'hôpital, a été de 19, parmi lesquels il y eut 7 morts. Les cas qui se terminèrent fatalement étaient très-graves.... Dans les trois années précédentes, il arriva que le même nombre de cas furent également opérés : 19, parmi lesquels 13 devinrent mortels. »

On le voit, la différence est tout à l'avantage de la méthode antiseptique. Cependant certains chirurgiens ont prétendu que l'ovariotomie n'avait rien gagné depuis Lister. Afin de faire justice de cette assertion erronée, Mac-Cormac s'est adressé aux principaux ovariotomistes d'Angleterre et d'Allemagne.

Spencer Wells lui a dit qu'il avait opéré 83 cas avec le pansement antiseptique. Résultat : 6 morts seulement et 38 guérisons consécutives !

Knowsley Thornton lui a répondu par écrit : « Le traitement antiseptique a exactement réduit de moitié ma mortalité dans l'ovariotomie, et aurait rendu la proportion plus grande encore, si je n'avais perdu des malades qui m'arrivaient avec des kystes suppurés résultant de ponctions faites sans antiseptiques. »

Dans sa réponse, Keith (d'Edimbourg) parle de 300 cas qu'il divise par cinquantaines :

		morts
1° cinquantaine............		11
2° —	....	8
3° —	....	8
4° —	....	6
5° —	....	4
6° —	....	0

Les derniers 76 cas ont tous été traités antiseptiquement. Ils n'ont donné lieu qu'à deux insuccès. Les derniers 68 cas constituent une série de succès non interrompus. « Je donnerais quelque chose pour savoir, dit le Dʳ Keith, ce qu'eût été la mortalité des derniers cinquante cas, s'ils avaient été traités d'après l'ancienne méthode. »

Nussbaum, de son côté, a bien voulu communiquer à Mac-Cormac le résultat de sa pratique en ovariotomie de février 1861 à octobre 1879 : « Mes cinq premiers cas ont tous été malheureux ; sur mes premières 34 opérées, 16 ont succombé. Sur mes premiers 78 cas, il y eut 35 décès. J'employai alors le drainage, et sur 84 malades traitées de cette façon, 34 ou près de la moitié moururent. Jusqu'au 12 octobre 1879, j'ai opéré 135 cas d'après la méthode de Lister, 29 furent suivis de mort ; dans les derniers 19 cas, il y eut 2 morts. Dans ma vie entière, j'ai fait 219 opérations et j'ai eu 67 morts. C'est 14 p. 100 dans les cas traités antiseptiquement et 57 p. 100 dans les autres cas ! » Et le chirurgien de Munich a soin d'ajouter : « Les salles générales à *Munich Klinik*, au lieu d'être encombrées par la pyohémie et la gangrène, ne contiennent plus un cas de ces deux affections. La mortalité est réduite à moitié, et les seuls corps apportés à la chambre mortuaire proviennent de suicides, de blessures graves chez des vieillards, de cancers et de tubercules. »

La réponse d'Esmarch n'est pas moins concluante : « La pratique des antiseptiques, dit-il, est maintenant si perfectionnée, spécialement par l'introduction des drains en os décalcifiés, que la plupart de nos plaies à la suite de grandes opérations, se guérissent dès le début avec un seul pansement sans une trace de suppuration ou de fièvre traumatique. *Depuis les antiseptiques, nos ovariotomies sont incomparablement meilleures.* L'année dernière, j'ai perdu un cas sur huit, et j'ai eu une fois neuf guérisons de suite, la plupart de ces cas étant très-graves... » Quant aux autres résultats généraux, ils sont également très-satisfaisants, grâce à la méthode antiseptique « qui est suivie à Kiel avec une sécurité et une précision toujours croissantes ». Sur 524 opérations de toute nature, la mortalité, en 1878, fut de 25 à l'hôpital de Kiel, c'est-à-dire de 4,8 p. 100 environ. Trois cas seulement furent dûs à un empoisonnement du sang survenu pendant le séjour à l'hôpital : deux après l'amputation du sein, un après la lithotomie; en outre, un cas d'ovariotomie entraîna une péritonite mortelle; total : 4 morts que l'on aurait pu éviter sur 524 opérations. Au nombre de ces opérations, on comptait 40 amputations, 27 résections d'importance capitale, 84 ablations de tumeurs, 35 opérations pour nécroses, etc.

On trouve dans la *Lancette anglaise* l'énumération des résultats récemment obtenus par le Dr Maclaren à *Cumberland Infirmary* (1). D'après ce chirurgien, il y a vingt-cinq ans, la mortalité des amputés n'était pas moindre de 25 p. 100. Sur 100 décès, 42 étaient dûs à la pyhoémie. Or, pendant les années 1877 et 1878, il n'y eut que 4 morts sur 49 amputations exécutées suivant la méthode antiseptique ; sur ces 4 décès, 3 furent le résultat du *schok* et d'hémorrhagies ; le quatrième fut dû au tétanos.

Veut-on maintenant avoir une idée de la moyenne des résultats obtenus en Angleterre? Il suffit de jeter un coup-d'œil sur le tableau suivant qui fait connaître les résultats obtenus par le professeur Spence et rapportés par Cheyne (2), d'après les notes de Spence. Ils portent sur 97 amputations majeures faites dans l'espace de 5 ans et sur lesquelles il y eut 25 morts. « Ce nombre, dit Mac-Cormac (3), n'est pas élevé ; mais je crois qu'il représente à peu près la pratique des chirurgiens des hôpitaux anglais. »

---

(1) Voyez *Lancet*, fév. 1879. — *Progrès en Chirurgie pendant les vingt dernières années.*
(2) In *British médical journal*, 14 fév. 1880.
(3) *Loc. cit.*, p. 48.

	PRIMAIRES		SECONDAIRES POUR BLESSURES.		POUR MALADIES		TOTAL	
	Nombre des cas.	Morts.	Nombre des cas.	Morts.	Nombre des cas.	Morts.	Nombre des cas.	Morts.
Articulation de la hanche....	0	0	0	0	3	1	3	1
Cuisse......................	5	3	1	0	25	6	31	9
Articulation du genou.......	1	0	0	1	0	6	1	0
Jambe.......................	4	0	1	1	8	1	12	2
Cheville....................	1	0	1	0	23	1	25	2
Partielle du pied...........	0	0	0	0	6	1	6	2
Articulation de l'épaule......	1	1	1	0	2	2	4	2
Bras.......................	2	1	2	0	5	1	9	2
Avant-bras.................	2	2	0	0	2	2	4	5
Partielle de la main........	0	0	0	0	1	0	1	0
	16	7	6	2	75	16	97	35
	ou 43,7 p. 100		ou 33,3 p. 100		ou 21,3 p. 100		ou 25,7 p. 100	

Spence accuse une mortalité semblable, dans la 2ᵉ édition de ses *Leçons sur la Chirurgie*, à la suite de ses amputations majeures :

134 primaires avec   57 morts ou 42,5 de mortalité.
 37 blessures secondʳᵉˢ 15   »   40,5   »
333 pour maladies   68   »   20,4   »

tandis que sur 331 opérations majeures, 58 ou 17 p. 100 avaient amené la mort.

Les résultats obtenus en Allemagne sont autrement brillants. J'en ai déjà fait connaître d'assez nombreux. A la vue des statistiques d'Outre-Rhin, on est d'abord tellement stupéfait qu'on a peine à réprimer un sentiment de doute, et qu'il faut vraiment bien connaître la probité scientifique dont s'honore, dans tous les pays, la grande famille médicale, pour ne pas rester un peu sceptique. Toujours est-il que nous sommes loin de l'époque, cependant peu reculée, où Malgaigne établissait que la mortalité de toutes les amputations faites à Paris, pendant une période de 5 années (de 1836 à 1841), était de 50 p. 100 sur 601 cas, c'est-à-dire de 308 morts.

Parmi les statistiques allemandes, les plus frappantes certainement sont celles que le Dʳ Shede, chirurgien au *Staedtisches Krankenhaus*, à Berlin, a publiées dans le *Manuel de Chirurgie* de Pitha et Billroth. Ce qui les rend surtout très-intéressantes au point de vue de la valeur relative de la méthode antiseptique, c'est qu'elles sont établies comparativement aux anciennes méthodes. Il serait à désirer que l'on pût dresser partout des tableaux comparatifs analogues. Je les reproduis ici fidèlement.

Résultats obtenus par le traitement antiseptique selon Lister.

	CAS	GUÉRISONS	MORTS	CAUSES DE LA MORT
Désarticulations de l'épaule.				
Pour blessures	4	3	1	Mort en 4 h[res]
Pour tumeurs.	5	4	0	
Total...	9	8	1	
Amputations du bras.				
Pour blessures	20	20	0	
Pour maladies	12	12	0	
Total...	32	32	0	
Amputations de l'avant-bras.				
Pour blessures	34	34	0	
Pour maladies	13	13	0	
Total...	47	47	0	
Désarticulations du poignet.				
Blessures.....	3	3	0	
Maladies	1	1	0	
Total...	4	4	0	

Résultats obtenus par les premières méthodes de traitement.

	CAS	GUÉRISONS	MORTS	CAUSES DE LA MORT
Désarticulations de l'épaule.				
Pour blessures	9	4	5	2 Pyohémie. 2 Septicémie. 1 Erysipéle.
Pour tumeurs.	6	3	3	2 Pyohémie. 1 Hémorrhagie secondaire et septicémie.
Total...	15	7	8	
Amputations du bras.				
Pour blessures	22	16	6	4 Pyohémie. 2 Septicémie.
Pour maladies	19	19	6	
Total...	41	35	12	
Amputations de l'avant-bras.				
Pour blessures	20	19	1	Pyohémie.
Pour maladies	22	20	2	Morts de marasme; un vieillard de 73 ans; carcinome de la main.
Total...	42	39	3	
Désarticulations du poignet.				
Blessures.....	9	9	0	
Maladies	1	1	0	
Total...	10	10	0	

Résultats obtenus par le traitement antiseptique de Lister (*suite*).

	CAS	GUÉRISONS	MORTS	CAUSES DE LA MORT
Désarticulations de la hanche.				
Blessures.....	2	0	2	Les deux, le jour de l'opération, 4 h. après l'opération.
Maladies	4	2	2	
Total.....	6	2	4	
Amputations de la cuisse.				
Blessures.....	23	18	5	1 Septicémie. 1 Collapsus dans les 24 heures.
Maladies	63	62	1	Hémorrhagie.
Total.....	86	80	6	
Désarticulations du genou.				
Maladies.....	3	3	0	
Amputations de la jambe.				
Blessures.....	19	19	0	
Maladies	50	48	1	Erysip le.
Total.....	69	68	1	
Amputations partielles du pied.				
Par les méthodes de Syme, Pirogoff, Chopart, Lisfranc et amputation du métatarsien.	65	63	2	1 vieille femme de 77 ans, 23 jours apr. l'opération; pas de fièvre ; plaie presque fermée ; faiblesse.

Huit de ces opérations ont été pratiquées par suite de blessures ; les autres pour maladies.

Résultats obtenus par les premières méthodes de traitement (*suite*).

	CAS	GUÉRISONS	MORTS	CAUSES DE LA MORT
Désarticulations de la hanche.				
Blessures.....	0	0	0	
Maladies.....	3	1	2	1 Pyohémie. 1 Épuisement.
Total...	3	1	2	
Amputations de la cuisse.				
Blessures.....	24	10	14	6 Pyohémie. 5 Septicémie. 2 Collapsus : eu après l'opération.
Maladies.....	81	52	29	20 Pyohémie. 3 Septicémie. 1 Hémorrhagie secondaire. 1 Marasme. 1 Faiblesse. 1 inconnue.
Total...	105	62	43	
Désarticulations du genou.				
Maladies.....	7	6	1	Pyohémie.
Amputations de la jambe.				
Blessures.....	28	16	12	10 Pyohémie. 2 Septicémie.
Maladies.....	87	62	25	19 Pyohémie. 5 Septicémie. 1 Hémorrhagie.
Total...	115	78	37	
Amputations partielles du pied.				
Blessures, 2 cas Maladies, 37 cas	39	29	10	8 Pyohémie. 1 Érysipéle. 1 Collapsus.

En supputant la proportion de morts p. 100,
on voit que les amputations traitées d'après la
méthode antiseptique donnent 4,36, tandis que
les autres vont à 28,42 ; ce qui établit une différence de 24,06 à l'avantage de la méthode
antiseptique.

« Il est à remarquer, conclut très-judicieu-
sement Mac-Cormac, que si l'on retranche de
ces tableaux (ceux qui ont trait aux anciennes
méthodes), les cas de septicémie et de pyohémie, il reste 19 cas mortels ou 5 p. 100 sur le
chiffre total des opérations, proportion presque
identique aux résultats (4,36 p. 100) obtenus
par la méthode antiseptique qui a la prétention
de faire disparaître les causes de mort par
septicémie. » (1).

A la suite de ces remarquables tableaux,
Shede en établit d'autres pour comparer les
résultats différents obtenus dans les cas compliqués, de même que dans ceux où les blessés
ont eu à subir le choc de maladies intercurrentes. L'avantage de la méthode antiseptique
est ici évidemment moins sensible.

Un tableau comparatif analogue, relativement aux seules blessures de la tête, a été

____

(1) Mac-Cormac, *loc. cit.*, p. 46.

dressé par le professeur Estlander et publié, en 1879, dans le *Nordiskt Mediciniskt Archiv*.

De 1860 à 1869

Traités par la méthode ordinaire.

	cas	morts
Simples blessures du péricrâne...	82	3
Blessures du péricrâne laissant le crâne à découvert.........	37	7
Fractures compliquées du crâne..	10	7
Fractures de la base du crâne...	8	4

De 1870 à 1877

Traités par la méthode antiseptique.

	cas	morts
Simples blessures du péricrâne...	95	3
Blessures du péricrâne laissant le crâne à découvert.........	67	1
Fractures compliquées du crâne..	13	2
Fractures de la base du crâne...	11	5

La méthode antiseptique, dans ses rapports avec la chirurgie militaire, a déjà fait ses preuves. En 1870, les chirurgiens allemands eurent beaucoup à se louer des antiseptiques qui rendirent à leurs blessés d'éminents services, bien que leur application fût loin encore d'avoir la précision qu'elle a acquise depuis.

Les rares chirurgiens français qui purent les employer, *largâ manu*, à cette sombre époque, comprirent aussi tout ce que l'on pouvait attendre d'eux à l'avenir. Mais ce n'était encore que la période des premiers essais, et c'est à peine s'il nous en est resté l'impression favorable de quelques chefs d'ambulance intelligents et amis du progrès.

Depuis lors, nos canons sont restés muets, Dieu merci, et il semble que la campagne d'Afrique qui vient de s'ouvrir doive fournir à nos médecins militaires plus d'occasions d'étudier les maladies infectieuses épidémiques en général que les complications des plaies par armes à feu.

Nous en serions donc encore réduits à vivre d'espoir si la guerre meurtrière de la Russie contre les Turcs n'avait fourni un vaste champ d'observations, et permis de constater un progrès sérieux que tout faisait pressentir. Un médecin-major de l'armée russe, le Dr Carl Reyher a publié, dans le *Volkmann's Sammlung klinischer vortraege* (août 1878), le résultat de ses observations. « Il a reconnu, dit Mac-Cormac (1), que pour obtenir de parfaits résultats antiseptiques, il fallait soumettre le malade à

____

(1) Mac-Cormac, *loc. cit.*, p. 52 et suiv.

ce traitement immédiatement après la blessure ;
et il importe peu, quant à l'issue définitive,
que le traitement antiseptique soit adopté à
une autre période, ou même que la blessure
ne soit pas soignée du tout d'une façon antiseptique.

» D'un certain nombre de tableaux publiés
par ce professeur, je ne puis faire que quelques
citations.

» Les deux cas suivants sont très-remarquables.

» Un homme reçut un coup de feu à travers
le condyle interne du fémur, le 3 octobre. Il
était sur les hauteurs de Awlijar. Il eut une
fracture avec épanchement sanguin dans l'articulation du genou. La balle était logée dans
le condyle. Il a été complètement guéri en six
semaines, l'article a conservé ses mouvements,
et ce résultat à été obtenu sous l'influence
de l'occlusion antiseptique faite tout d'abord.
Cinq pansements ont été pratiqués. La plus
haute température fut de 38°,4. Le malade fut
transporté trois fois à des distances de 15, 40
et 210 kilomètres.

» Un second cas fut celui d'un homme blessé
devant Kars. La rotule fut brisée et la balle
alla se loger dans la surface articulaire du
tibia, ce qu'on pouvait sentir en introduisant

le doigt dans la jointure. Une balle très-déformée fut extraite; l'articulation fut lavée avec une solution d'acide phénique à 5 p. 100 et un grand drain fut introduit. La blessure est restée complètement aseptique. Une fois seulement, il y eut une légère élévation du thermomètre; mais en dehors de cela, la température est restée normale. La guérison fut complète, le mouvement de l'articulation facile. Ce malade fut aussi transporté à de longues distances : 20, 40 et 210 kilomètres. En fait de blessures des plus grandes articulations, il y eut 186 cas, tant de l'épaule, du coude, du poignet, que de l'articulation de la hanche, du genou et du torse.

Blessures causées par les armes à feu
dans les plus grandes jointures :
épaule, coude, poignet, hanche, genou et tarse.

	NOMBRE DES CAS.	MORTS	MORTALITÉ POUR 100.
TABLEAU X. — Cas traités antiseptiquement dès le début, ou par occlusion, drainage antiseptique....	46	6	13,0
TABLEAU XI. — Cas traités par antiseptique secondaire.......	78	48	61,5
TABLEAU VI. — Cas traités sans précautions antiseptiques...	62	39	62,9

» Pendant une seconde visite au Caucase, le professeur Reyher a trouvé que parmi la dernière catégorie de 62 cas, il y eut 9 décès de plus, ce qui faisait 48 morts, ou une mortalité de 77,4 pour 100.

TABLEAU XII

*Quatre-vingt-une blessures d'armes à feu
à l'articulation du genou
traitées par la conservation du membre.*

	NOMBRE DES CAS.	MORTS	MORTALITÉ POUR 100.	NOMBRE de cas dans lesquels l'extrémité a été conservée.
Primaire antiseptique	18	3	16,6	15
Secondaire antiseptique	40	34	85,0	1
Non anti-septique....	23	18	78,2	2

*Contraste dans les fractures traitées par la
conservation du membre.*

	CAS	MORTS	MORTALITÉ
Fractures par coups de feu traitées par la méthode antiseptique immédiate..........	22	4	18,1
Fractures par coups de feu traitées autrement...............	65	23	35,3

» Le tableau suivant montre la différence des nombres des maladies septiques dans les deux classes de cas.

	CAS	MORTS par pyohémie et phlegmon septique.	MORTALITÉ
Tableau IX. — Coups de feu atteignant les os, comprenant les fractures, blessures des articulations , traités par les antiseptiques immédiates................	81	5	6,1
Blessures semblables traitées par les antiseptiques secondaires....	143	46	32,1 cinq fois autant.

» Une pareille proportion de pyohémies et d'abcès septiques eut lieu dans les cas de blessures des parties molles, traités des deux manières. Les résultats obtenus par Reyher dans son traitement des blessures du genou par suite de coups de feu sont certainement les plus remarquables que l'on ait enregistrés et méritent d'appeler l'attention de tout chirurgien militaire. »

Il est certain que ces résultats sont inattendus et bien dignes d'indiquer aux chirurgiens militaires la ligne de conduite qu'ils doivent suivre en pareil cas. Autrefois, l'amputation était jugée indispensable chaque fois qu'une articulation importante était ouverte par le projectile vulnérant. Ce précepte était d'ailleurs fondé sur la non réussite constante de toutes les tentatives de conservation du membre. « Je parle, dit en terminant Mac-Cormac, d'après l'autorité du chirurgien général Longmore, et je dis que l'on n'a pas sauvé un seul des cas dans lesquels l'articulation du genou a été ouverte par une balle, et que la mort a eu lieu dans tous les cas où il n'y a pas eu amputation, tandis que dans les cas du professeur Reyher, non-seulement le membre a été conservé, mais les fonctions de l'articulation l'ont été également. » (1).

Quelques statistiques françaises, pour finir. Voici d'abord celle que M. Le Dentu a communiquée à la Société de chirurgie, à propos de la *Discussion sur la méthode antiseptique* (2) : « Ma statistique comprend cinquante-sept cas d'opérations ou de fractures compliquées.

7 amput. du membre sup^r dont 1 désart. de l'épaule et 2 amput. du bras, 7 guérisons.

---

(1) Mac-Cormac, *loc. cit.*, p. 56.
(2) Séance du 12 mars 1879.

1 Désart. de la hanche; mort 36 h. après l'opération (Le pansement n'y est pour rien).

6 amput. de cuisse, 3 guérisons, 3 morts.

3 amput. de jambe, 2 guérisons, 1 mort.

3 grandes résections, 2 guérisons, 1 mort.

11 petites amputations, 10 guérisons, 1 mort.

1 petite résection, succès.

6 opérations sur les os, 6 succès.

2 amput. du sein pour tumeurs graves, 2 succès.

Diverses ablations de tumeurs, opérations d'hématocèles vaginales, brides cicatricielles de la main, etc., toutes suivies de guérison.

7 cas de fractures compliquées de jambe, 5 guérisons, 2 morts.

Divers écrasements de doigts et d'orteils, tous suivis de guérison.

C'est, er somme, un très-beau résultat; encore M. Le Dentu n'emploie-t-il pas le pansement de Lister dans toute sa rigueur. « Je ne fais pas, dit-il, la pulvérisation avec une exactitude absolue, à cause des difficultés de fonctionnement des appareils à pulvérisation; je ne fais pas les ligatures profondes ni les ligatures avec le catgut; mais je respecte les autres précautions recommandées par Lister..... j'ai obtenu des réunions rapides, pas toujours complètes, probablement parce que je n'ai pas employé les sutures profondes. *Mais aussi j'ai vu des érysipèles et quelques lymphangites dans des portions de salles où je ne pratiquais pas le pansement de Lister, tandis que les malades soumis à ce pansement en étaient exempts.* »

Le même jour, M. Guyon prononça un remarquable discours en faveur du pansement de Lister; en voici les points principaux, suivis de sa statistique : «.... J'ai montré, plus que personne, de la défiance à l'égard du pansement de Lister; j'y ai longtemps résisté, un peu à cause du caractère mystique de son ensemble, un peu même à cause de l'odeur de l'acide phénique qui suit le chirurgien pendant toute la journée, et le désigne, pour ainsi dire, à sa clientèle, comme ayant commis, le matin, une opération chirurgicale; mais j'ai fait l'expérience du pansement, je dois dire que rien n'est plus facile à exécuter, sauf quelques petites difficultés provenant des appareils à pulvérisation : *quant à l'odeur désagréable, depuis que l'acide phénique guérit mes opérés, je ne lui trouve plus d'odeur*..... La réunion immédiate est facilement obtenue par ce pansement, non-seulement pour la peau, mais encore pour les parties profondes. Grâce à lui, nous pouvons faire la réunion immédiate sans danger, et nous n'avons plus besoin de l'air de Montpellier pour être assurés de l'obtenir.... Sous le pansement de Lister, la douleur est à son minimum, je dirais même qu'elle n'existe pas, si je ne craignais de paraître trop absolu dans mes affirmations..... Depuis deux ans, j'emploie l'acide phénique; je n'ai pas eu un seul cas de pyohémie.... Je termine en citant ma statistique chirurgicale, dans un service de chirurgie de soixante-onze lits. Pour rester dans un cadre général, j'élimine plusieurs guérisons de plaies articulaires, et je cite les opérations les plus communes :

3 amputations de cuisse, 3 guérisons.

4 amputations de jambe, 4 guérisons.

10 amputations du sein, 10 guérisons.

4 castrations, 4 guérisons.

7 opérations de hernie étranglée, 5 guérisons, 2 morts.

Diverses ablations du sein, toutes suivies de guérison. »

Quelques jours plus tard, au cours de la même discussion (1), M. Trélat répondait à M. Desprès : « M. Desprès a raison de me demander ma statistique. Si je ne l'ai pas apportée, c'est parce qu'elle est trop peu importante, car, dans mon petit service de la

______

(1) Séance du 26 mars 1879.

Charité, les amputations sont rares. J'ai fait cinq amputations de cuisse depuis six ans : deux chez des malades écrasés et mutilés, qui ont succombé aussitôt après l'opération. Mes amputations de bras et d'avant-bras, de jambes, ont toutes été suivies de guérison.

» J'ai demandé la parole parce que je ne veux pas laisser dire à M. Desprès que nous ne pratiquons pas la réunion par première intention. Ainsi, par exemple, chez une jeune fille de 22 ans, j'ai enlevé une petite tumeur fibromateuse du sein, de la grosseur d'une noix ; j'ai fait onze sutures de la plaie qui avait 9 à 10 centimères de longueur. La réunion fut complète après l'ablation de ce fuseau ; le quatrième jour, la malade était délivrée de tout pansement et se promenait : le sixième jour, elle retournait dans son pays. »

L'année suivante, M. Trélat, mieux avisé, a publié le relevé statistiquedes opérations pratiquées (exercice 1880-81) dans son service de clinique chirurgicale de l'hôpital Necker ; en voici la reproduction : Nombre des opérations pratiquées, 112, 7 morts, soit 6,2 p. 100. Outre ces morts, effet curatif insuffisant chez trois malades et nul chez six. Soit en tout, morts et échecs, 13 malades non guéris sur 112, ou 88,3 p. 100.

Voici les catégories de ces opérations :

9 amputations (4 de cuisse, 1 mort; 3 de jambe, 1 mort; 1 d'avant-bras; 1 de doigt). En tout 2 morts ou 22,2 p. 100.

8 résections, 1 mort ou 12,2 p. 100.

17 tumeurs, 3 morts ou 17 p. 100.

8 abcès froids sans insuccès (ouverture grattage, drain, suture).

2 ablations de rectum cancéreux. 1 colotomie lombaire. Ces trois opérés survivent : l'un paraît guéri depuis 9 mois. Récidive chez les deux autres, mais survie acquise de 8 et 6 mois.

10 autoplasties, 9 guérisons complètes, un échec pour fistule de la face.

10 opérations sur les yeux sans morts, 7 résultats excellents, 3 échecs (glaucome chronique, cataracte secondaire).

4 ongles incarnés; 3 fistules; 25 hydrocèles, hématocèles, hémarthroses, épanchements, kystes; 8 luxations; 7 opérations diverses.

A propos de cette intéressante statistique, on lit dans la *Gazette des Hôpitaux* du 19 novembre 1881 : il nous a paru intéressant de rapprocher quelques-uns de ces chiffres, ceux notamment qui se rapportent aux opérations les plus communes et les plus graves à la fois, les amputations, des statistiques dressées sur les opérations du même ordre pratiquées dans les hôpitaux de Paris il y a une vingtaine d'années.

La statistique des hôpitaux de Paris donne :

Année 1861
- Amputations de cuisse...................... 42 avec 35 morts, ou 83,33 p. 100
- Amput. de la jambe au lieu d'élection......... 14 » 13 » 92,86 »
- » » à la région sus-malléolaire 6 » 1 » 16,67 »
- » » sans désignation de lieu.. 12 » 8 » 66,06 »
- Amputations du bras...................... 6 » 3 » 50 »
- » de l'avant-bras................ 7 » 4 » 57,14 »
- » des doigts.................... 27 » 1 » 3,70 »

Année 1862
- Amputations de cuisse...................... 40 avec 21 morts, ou 52,50 p. 100
- » de jambe.................... 45 » 28 » 63,89 »
- Amput. du bras, de l'avant-bras et des doigts.... 64 » 11 » 23,19 »

Année 1863
- Amputations de cuisse...................... 40 avec 25 morts, ou 58,93 p. 100
- » de jambe.................... 36 » 21 » 62,50 »
- Amput. du bras, de l'avant-bras et des doigts.. 62 » 14 » 26,62 »

       1861 1862 1863 les 3 années.
Moyenne pour toutes les amputations réunies : 59,67 p. 100 ; 46,52 ; 49,82 ; 52,03.

Or, la moyenne pour les amputations de même ordre, dans le relevé de la clinique de l'hôpital Necker, pour 1880-81, est de 22,2 p. 100 seulement. Différence : 29,83.

« Il n'y a pas à insister longuement sur cette différence.... C'est surtout aux méthodes et aux procédés perfectionnés, au régime et aux soins consécutifs mieux compris et peut-être plus régulièrement suivis qu'il faut en faire honneur; et ces résultats sont eux-mêmes le plus éloquent témoignage des progrès que réalise tous les jours la chirurgie. »

Le 2 avril 1879, M. Panas faisait, à son tour, la déclaration suivante : « Depuis deux ans, j'emploie le pansement de Lister aussi consciencieusement que possible ; je présente à la Société un malade auquel j'ai ouvert l'articulation du genou pour une hydarthrose chronique. C'est la *quatrième* ouverture d'articulation pratiquée dans mon service et *avec succès*, grâce au pansement de Lister. *Un de mes collègues me disait jadis qu'en ouvrant une articulation du genou, je serais justifiable de la police correctionnelle ; je crois actuellement que celui-là le serait qui ouvrirait aujourd'hui une articulation sans se servir du pansement de Lister (ou du pansement ouaté).*

» Pour les amputations du sein, j'en ai fait quatorze, et toutes avec succès : je ne compte pas une opération chez une femme de 82 ans, morte au quatrième jour par épuisement sénile. Toutes mes opérations ont guéri en un délai

14

moyen de trois à quatre semaines, tandis que, dans la méthode de pansement à plat, on ne voit pas de guérison avant six à huit semaines. Depuis que je fais le pansement de Lister, je n'ai pas vu l'érysipèle qui était si fréquent jadis, surtout dans les amputations du sein. Treize de ces malades ont guéri sans aucune complication ; une seule, à la suite de tiraillements de la plaie, a eu un mouvement érysipélatoïde insignifiant. J'étais pourtant dans les conditions les plus favorables à l'érysipèle, à l'hôpital Lariboisière, et j'avais eu souvent à enlever des ganglions axillaires, une fois même à lier une énorme artère collatérale avec le catgut. La méthode antiseptique a donc supprimé l'érysipèle ainsi que l'infection purulente, dont je n'ai pu trouver de cas, alors que je voulais en soumettre aux recherches de M. Pasteur.

» Les hernies étranglées ont aussi été des cas graves ; je n'ai eu que 2 morts sur 14 opérations ; et encore étaient-ce des cas exceptionnels ; l'un où il a fallu pratiquer un anus artificiel, l'autre dans lequel la mort est venue à suite du tétanos. Deux fois, j'ai lié au catgut une petite perforation intestinale, et j'ai réduit l'intestin sans avoir d'accident.

» Dans les grandes amputations, la mortalité a baissé considérablement depuis le pansement ouaté et le pansement de Lister; je ne pourrai dire ici lequel des deux pansements mérite absolument la supériorité.

» En présence de pareils résultats, il est évident que les jeunes générations, qui n'ont pas suivi nos anciens errements, ne doivent pas hésiter un instant à accepter la pratique nouvelle, qui permet de faire tant de choses impunément. »

Notons enfin, pour en finir avec cette question, les intéressantes statistiques que M. Monod a présentées à la Société de Chirurgie le 22 février 1882, et dont il a emprunté les éléments à Jusch, Max Sheede, Volkmann, partisans du pansement de Lister, à Bruns, Bardeleben, Billroth, partisans des anciens pansements, et qu'il a ensuite comparées à celles de Malgaigne, Trélat, Paul, Simpson, etc. On trouve pour :

Les partisans du pansement antiseptique.		décès	Les partisans des anciens pansements.		décès
Cas simples,	321	14	Cas simples,	377	110
Cas compliqués,	96	57	Cas compliqués,	84	68
Totaux, sur 417 cas		71	Totaux, sur 461 cas		178

« Ces chiffres, ajoute M. Monod, en disent plus que toutes les réflexions que l'on pourrait faire. Si l'on supprime de part et d'autre la pyohémie comme cause de mort, on trouve des deux côtés 3 p. 100 de mortalité, ce qui prouve bien que c'était, chez nos maîtres, surtout la pyohémie qui entraînait cette mortalité considérable, et que les pansements antiseptiques, en supprimant la pyohémie, sont la principale cause des succès de la chirurgie moderne. »

Nous pourrions ajouter à cette énumération déjà longue, d'autres résultats statistiques particuliers empruntés aux cliniques d'un grand nombre d'autres chirurgiens célèbres, tels que Tiersch (de Leipsig), Boeckel (de Strasbourg), Nussbaum (de Munich), Gilbrin (de Metz), Socin (de Bâle) et d'autres chirurgiens anglais, allemands, danois, hollandais, autrichiens, suisses, italiens, russes, français, etc.

Notons en passant que si on dressait une liste comparative des chirurgiens de ces divers pays qui ont adopté la pratique des pansements antiseptiques, il serait facile de voir que si en Angleterre, en Allemagne et en Danemark surtout, la méthode listérienne a conquis la presque unanimité des suffrages, il n'en est pas tout-à-fait de même en France où la résistance aux idées nouvelles semble même revêtir parfois les apparences du parti-pris. On a d'autant plus le droit de s'en étonner que le point de départ de la révolution capitale qui s'opère en

chirurgie est essentiellement français. Cependant les succès de ceux qui, chez nous, ont
adopté l'usage des pansements antiseptiques,
ne sont pas moins éclatants qu'à l'étranger. Les
remarquables résultats publiés par MM. Lucas-
Championnière, Guyon, Le Dentu, Trélat,
Panas, de Saint-Germain, etc., sont bien faits
pour le démontrer.

Au surplus, si nos plus illustres chirurgiens
sont obligés de reconnaître l'efficacité des méthodes antiseptiques, si tous, plus ou moins,
en tiennent un très-grand compte dans leur
pratique, il n'en est pas moins vrai qu'ils sont
loin, en général, d'admettre comme vrai le
principe sur lequel MM. A. Guérin et Lister
ont basé leurs pansements. De là des divergences complètes dans la manière dont ils cher-
chent à en expliquer les bons effets; de là aussi
la répugnance qu'ils ont à les appliquer dans
toute leur rigueur. Les échecs de plusieurs s'expliquent ainsi aisément pour tous ceux qui savent combien il est absolument nécessaire de
n'omettre aucun détail si l'on veut mettre de
son côté toutes les chances de réussite.

Malgré tout, les résistances les plus obstinées
s'atténuent petit à petit, et les plus opposés
à la théorie parasitaire rendent hommage au
pansement de Lister, témoin le langage de

M. Le Fort : « Le pansement de Lister n'est-il pas un bon pansement? Quand on voit tous les chirurgiens de l'Europe s'en déclarer partisans, quelques-uns même s'en faire des apôtres enthousiastes, il est impossible de ne pas reconnaître qu'il y a là-dedans quelque chose de bon. C'est un pansement excellent : il m'a donné des résultats que je n'avais obtenus avec aucun autre pansement... Je reconnais, en dehors de toute théorie, que Lister a fait faire un immense progrès à la chirurgie en nous enseignant un tel pansement, de même que A. Guérin nous a rendu un immense service en démontrant, par son pansement, combien il est utile de faire des pansements rares. En résumé, le pansement de Lister doit être continué dans sa constitution générale, en raison des précautions qu'il comporte, que l'on accepte ou non la théorie. » (1).

Il est d'ailleurs aisé de comprendre que, dans un pays aussi fécond en théories nouvelles que le nôtre, les hommes qui y ont attaché leur nom, quelle que soit d'ailleurs leur loyauté scientifique, mettent plus longtemps à se rendre, ou, du moins, ne veuillent capituler qu'après avoir

---

(1) *Disc. de M. Le Fort à la Société de Chirurgie*, séance du 19 mars 1879.

défendu à outrance leurs opinions personnelles battues en brèche.

D'ailleurs, ainsi que le faisait dernièrement remarquer M. Farabeuf, les réformes sont lentes à s'établir : « il a fallu dix ans pour que la chirurgie devienne listérienne, comme il a fallu dix ans pour que la France devienne républicaine. » (1). De ces deux propositions, je ne veux retenir que la seconde qui, seule, a sa place ici et se trouve parfaitement conforme à la vérité. Séparons donc prudemment les destinées du pansement de Lister de celles d'une forme de gouvernement qui a déjà vécu deux lustres, et hâtons-nous de relever avec soin la déclaration de M. Monod qui, ce jour-là même, vint affirmer, au nom des jeunes chirurgiens du Bureau central, que « presque tous aujourd'hui se sont ralliés, à la suite de M. Lucas-Championnière, à la méthode de Lister »; il ajoute que, quant à lui, « depuis cinq ans qu'il est dans les hôpitaux, il n'a perdu qu'un seul malade d'infection purulente, *dans un des cas extrêmement rares où il n'a pas eu recours à la méthode de Lister* », corroborant ainsi le jugement suivant que venait de porter M. Verneuil : « il y a une vingtaine d'années

____

(1) *Soc. de Chir.*, séance du 4 mai 1881

qu'une théorie nouvelle a germé en chirurgie ; cette théorie est arrivée aujourd'hui à maturité *avec les merveilleux pansements d'Alph. Guérin et de Lister*. Plaisons-nous à constater qu'il y a vingt ans nous perdions les deux tiers de nos amputés d'infection purulente, et qu'aujourd'hui cette terrible complication est devenue extrêmement rare, même dans nos services hospitaliers. »

On peut dire hardiment que le principe de l'*asepticisme* est aujourd'hui hautement affirmé partout, et que quelque différentes que soient les raisons alléguées pour expliquer les succès de la chirurgie antiseptique, ceux-ci sont trop évidents pour pouvoir être mis en doute.

Nous avons vu pour quelles raisons le pansement de Lister est plus généralement adopté que celui d'A. Guérin. Il a été, toutefois, diversement modifié, dans quelques-uns de ses détails, soit en vue d'y apporter quelques perfectionnements, soit surtout afin de le rendre moins coûteux.

Passons rapidement en revue les plus importantes de ces modifications.

MM. Boeckel et Lücke, de Strasbourg, remplacent la gaze phéniquée par de la tarlatane imbibée d'un mélange de paraffine, de résine et d'acide phénique ; que l'on applique en plusieurs doubles sur le protective. Ce tissu est employé absolument sec et offre, par conséquent, l'avantage de mieux absorber les liquides exhalés par la plaie. Afin de rendre, autant que possible, l'appareil imperméable à l'air, on interpose une feuille de papier huilé entre les nombreux doubles de tarlatane phéniquée. Ce papier, destiné à remplacer le mackintosh de M. Lister, a l'avantage d'être beaucoup moins cher; il en est de même de la tarlatane. De plus, comme les chirurgiens de Halle et de Berlin préfèrent l'acide salicylique à l'acide phénique, MM. Boeckel et Lücke, afin de combiner les deux substances dans un même pansement, recouvrent souvent les feuilles de tarlatane d'une couche de *jute* ou chanvre salicylique.

On se sert en outre, à Strasbourg, de l'irrigateur d'Esmarch pour faciliter les pansements quotidiens. Cet instrument, d'une capacité d'un ou deux litres, consiste en un vase d'étain de forme cylindrique muni à sa base d'un robinet auquel est adapté un tube en caoutchouc à l'autre extrémité duquel est fixée une canule. Ce vase, porté par un aide, est élevé ou abaissé suivant que l'on veut augmenter ou diminuer la force du jet. Il a, sur le tube-siphon employé en France, l'avantage de n'avoir pas besoin

d'être amorcé. Quant au liquide qu'il contient,
il est constitué par une solution d'hyposulfite de
soude et d'acide phénique dont voici la formule :

Hyposulfite de soude et alcool phénique (solution
   au 10ᵉ) ââ.............................. 10 gr.
Eau .... 100 gr.

A chaque pansement, on déterge largement
la plaie ainsi que les tubes à drainage avec ce
liquide, pendant qu'un aide projette autour de
la plaie un nuage phéniqué.

Les expériences du professeur Kolbe, de
Leipsig, sur l'acide salicylique, ayant démontré non-seulement que les fermentations sont
instantanément arrêtées sous l'influence de cet
agent, mais encore que la viande, les œufs,
l'urine, le sang et le pus peuvent être conservés
des mois entiers sans s'altérer, le professeur
Thiersch, de Halle, eut l'idée de remplacer
l'acide phénique par l'acide salicylique dans le
pansement de Lister. Ce chirurgien ne présente donc son pansement que comme une façon
nouvelle d'appliquer le grand principe de l'asepticisme posé par Lister.

Les éléments du pansement salicylique sont
les suivants : 1° une solution d'acide salicylique
au 300ᵉ (on peut augmenter la force de la solution en y ajoutant du biborate de soude); 2° de

l'ouate, contenant de l'acide salicylique en petits cristaux, préparée avec 3 p. 100 ou avec 10 p. 100 d'acide; 3° des bandes trempées au moment du besoin dans la solution salicylique; 4° des drains trempés dans la même solution; 5° le catgut, qui est le même que celui du pansement phéniqué; 6° enfin l'eau phéniquée pour baigner les instruments; l'acide salicylique en attaque le fil.

L'eau salicylique remplace la solution phéniquée pour les pulvérisations. Elle sert aussi quelquefois à mouiller le pansement. Mais l'épiderme se trouve aussi fort maltraité, et c'est le plus souvent l'ouate salicylique sèche que l'on applique sur la plaie *sans protective*.

Les avantages que Thiersch a cru reconnaître à l'acide salicylique sont d'être moins irritant que l'acide phénique, de n'être pas volatil (ce qui permet de ne faire que de plus rares pansements), et enfin d'être inodore, qualité précieuse pour beaucoup de malades auxquels l'odeur de l'acide phénique répugne absolument.

L'ouate a l'inconvénient de n'être pas assez perméable aux liquides. C'est ce qui a décidé le professeur de Leipsig à la remplacer par la jute salicylée qui est au contraire d'une très-grande perméabilité. Cette préparation est donc appliquée directement sur la plaie, tandis que l'ouate est réservée pour envelopper le pansement d'une couche offrant extérieurement une élasticité que la jute ne possède pas.

Disons, en terminant, que le prix du pansement salicylique est relativement faible, d'autant plus qu'il est plus rarement renouvelé. C'est ainsi qu'un pansement d'amputation de cuisse ne coûte guère que 1 franc au lieu de 3 francs.

A côté de ces avantages, signalons plusieurs inconvénients. D'abord les pulvérisations d'eau salicylique provoquent sur les muqueuses du nez et des bronches une irritation telle qu'elles donnent lieu à de la toux et à des éternuements presque continuels. D'ailleurs la fixité de l'acide salicylique rend son action sur les germes moins immédiate que celle de l'acide phénique qui est très-volatil. Enfin la guérison est plus lente à se produire, et la réunion par première intention échoue plus souvent qu'avec l'acide phénique. Aussi le professeur Thiersch en est-il venu, en fin de compte, à combiner presque toujours les deux méthodes.

Le professeur de Halle, M. Volkmann, n'a modifié, au contraire, que dans quelques détails le pansement de Lister, dans le but de le rendre plus facile à appliquer et d'en diminuer le prix de revient. C'est donc au pansement phéniqué pur qu'il doit ses remarquables succès. Toutefois, au lieu de tailler ses bandes dans la gaze phéniquée, il emploie des bandes de toile fine, *toujours absolument neuve*, qu'il imbibe, seulement lorsqu'il va s'en servir, d'une solution phéniquée à 3 p. 100. De plus, il remplace le mackintosh de Lister par une feuille de gutta-percha sur laquelle il a soin de passer une éponge phéniquée au moment de son application. Enfin, au lieu de se servir de la gaze phéniquée sous forme de compresses, il l'applique en petits paquets chiffonnés. Quant aux précautions de détail prises pour empêcher toute infection, on se montre peut-être plus scrupuleux encore à Halle qu'à Edimbourg. C'est ainsi qu'on ne permet jamais à qui que ce soit de toucher un malade sans avoir fait des ablutions préalables dans l'eau phéniquée ; le chirurgien et ses aides n'y manquent dans aucun cas, et le professeur n'entreprend jamais une nouvelle opération sans revêtir un habit fraîchement lavé.

Le premier pansement est toujours levé le lendemain de l'opération et renouvelé avec les précautions habituelles. Pour déterger la plaie, M. Volkmann, comme M. Boeckel, a adopté l'irrigateur d'Esmarch. Toutefois il se garde bien d'injecter de l'eau dans les tubes à drainage, autrement que dans les cas où il existe une cavité dans la plaie, parce qu'il a remarqué que ces injections constituent souvent une cause d'échec pour la réunion par première intention.

Signalons enfin quelques essais encourageants tentés par M. Volkmann pour remédier aux inconvénients de l'acide phénique en y substituant l'acide benzoïque.

A Vienne, M. Billroth a remplacé le protective en soie gommée de Lister par l'étoffe de gutta-percha et le mackintosh par une feuille de papier rendue imperméable par un bain préalable dans un mélange d'huile de lin, de cire blanche et de siccatif. De plus, ce chirurgien estime qu'il est absolument indispensable de recouvrir le pansement d'une étoffe imperméable qui s'oppose à la volatilisation de l'agent antiseptique, entretienne au-dessous d'elle un certain degré d'humidité et permette d'enlever le pansement facilement, rapidement et sans douleur, à l'encontre de ce qui avait eu lieu avec la célèbre charpie *aujourd'hui très-heureusement reléguée parmi les objets historiques.*

Quant à la gaze phéniquée, M. Billroth la trempe dans la solution antiseptique au moment du besoin, par raison d'économie. De plus, trouvant encore qu'elle est trop coûteuse, il fait actuellement des expériences avec la jute simple, également imbibée au ⸳moment du besoin.

Enfin, poursuivant à son tour l'idée de substituer à l'acide phénique un antiseptique nouveau, ce chirurgien a fait divers essais avec l'*acide borique*, le *biborate de soude* et même le *sulfate de soude*, mais sans pouvoir jusqu'ici reconnaître à ces prétendus succédanés de l'acide phénique des propriétés antiseptiques suffisantes.

A Berlin, le professeur Langenbeck est le plus célèbre représentant de la chirurgie antiseptique. Toutefois ce célèbre praticien, adoptant la réforme de Thiersch, substitue, comme on le fait à Leipsig, l'acide salicylique à l'acide phénique. Il donne même la préférence aux pulvérisations salicylées, malgré les graves inconvénients que nous avons signalés, parce que, dit-il, le nuage phéniqué durcit l'épiderme et insensibilise presque absolument les doigts de l'opérateur.

Au milieu de tous ces changements, deux choses étaient restées intactes : les ligatures de catgut et les drains de Chassaignac.

Dans ces derniers temps, on a tenté de substituer au catgut le *silk-worm-gut* dont les fils s'obtiennent en étirant l'appareil glandulaire sécréteur du ver à soie et en le laissant ensuite sécher. Ce sont exactement les fils qui servent aux amateurs de pêche à la ligne ; ils ont l'avantage de ne pas absorber les liquides avec lesquels ils sont en contact.

Quant aux drains de Chassaignac, on a tenté de les remplacer par des tubes en verre (Keath), par un faisceau de fils de catgut ou de crins de cheval, et, plus récemment encore, par des tubes en os décalcifiés (Neuber). Ces derniers drains, beaucoup moins irritants que ceux de caoutchouc, se préparent en laissant tremper pendant 10 à 12 heures des tubes faits avec des os sains de cheval ou de bœuf dans un mélange composé d'une partie d'acide chlohydrique pour deux parties d'eau. On les conserve ensuite dans l'huile phéniquée après les avoir lavés dans la solution aqueuse phéniquée à 5 p. 100. L'avantage de ces drains consiste en ce qu'avec eux il est inutile de défaire souvent le pansement pour la surveillance des drains. « Ainsi soignées, les plaies peuvent, dit le Dr Neuber, rester de deux à quatre semaines sans être changées de pansement. Dans les grandes opérations, ou dans celles où l'on peut s'attendre à une perte de sang, Neuber applique un second pansement vingt-quatre heures après le premier. Il dit qu'à Kiel les opérés guérissent par ce procédé, sans douleur, fièvre ou suppuration, et que les surfaces des plaies, dans le plus grand nombre de cas, se cicatrisent immédiatement. » (1).

On peut lire dans les Archives de Langenbeck (vol. XXV, part. I) une communication du Dr Neuber dans laquelle ce chirurgien fait connaître les avantages de son procédé. Dans presque tous les cas, les granulations entourent le tube, le pénètrent, et finissent par se substituer à lui. Si la plaie jette très-abondamment, le tube peut être entraîné et se décharger dans le pansement. Mais dans la majorité des cas, il disparaît spontanément sans avoir causé aucune irritation, dès que son utilité cesse. Sur 200 cas observés à Kiel, il n'est arrivé qu'une seule fois de voir le tube n'avoir subi aucune modification après quinze jours, protégé qu'il était par un coagulum formé de caillots et de tissus mortifiés. Sur 101 opérations pratiquées d'avril à octobre 1879, il ne survint que trois décès. La guérison eut lieu 101 fois après un seul pansement sans élévation de température et sans suppuration, sauf dans six cas.

----

(1) Mac-Cormac. — *Manuel de Chir. antis.* Trad. Lutaud. Paris, G. Baillière 1882, p. 9.

Outre cette modification apportée au drainage, Neuber remplaça les fragments de gaze de Lister par un coussinet épais de jute phéniquée enfermée dans la gaze phéniquée, lequel, tout en réalisant une économie, a l'avantage d'exercer sur la plaie une pression douce et uniforme.

Donc, selon Neuber, économie de temps pour le chirurgien et d'argent pour le malade, et avec cela, sécurité au moins égale, sinon plus complète.

Quant aux autres modifications, plusieurs seront peut-être généralement adoptées parce que, sans diminuer l'efficacité du pansement primitif, elles présentent l'avantage du bon marché, voire même d'une plus grande facilité d'application.

Quoi qu'il en soit, un fait incontestable domine ce que l'on sait jusqu'à présent de la chirurgie antiseptique. C'est son adoption par tous les chirurgiens allemands et par la grande majorité de ceux des autres pays.

La résistance que bon nombre de chirurgiens français opposèrent tout d'abord à la réforme listérienne tend de plus en plus à faire place à l'enthousiasme pour le procédé du grand chirurgien d'Edimbourg. Ceux qui ne l'ont pas encore franchement adopté sont entrés dans la voie des concessions. Le discours prononcé à l'Académie de Médecine, par M. Gosselin, le 5 février 1878, est bien de nature à prouver cet esprit de transaction, qui s'est hautement affirmé depuis lors. Etudiant les effets produits par les pansements en général, ce chirurgien fit part à ses collègues des impressions diverses par lesquelles il est passé pour arriver au point où il en est aujourd'hui. Il rapporte ces impressions à trois périodes principales : celle d'*indifférence* ou de fatalité, pendant laquelle il n'attachait, comme ses maîtres, aucune importance sérieuse aux divers détails des pansements et surtout aux topiques ; la seconde, qui a commencé vers 1860, celle qu'il appelle la période de la *prophylaxie par l'hygiène* pendant laquelle il n'a cessé, par l'hygiène de ses salles, le choix des procédés opératoires, etc., de s'opposer aux trois causes de mort qui menacent les blessés dans les hôpitaux des grandes villes : fièvre traumatique grave, érysipèle et pyohémie ; enfin la troisième qu'il nomme période de la *prophylaxie par l'hygiène et les pansements*, et qui date des insuccès formidables de la chirurgie française en 1870, est caractérisée par la préoccupation constante d'ajouter les bons effets des pansements nouveaux aux bénéfices incomplets que peut donner l'hygiène seule.

Le pansement de M. A. Guérin lui donna de beaux succès jusqu'en 1874. Celui de Lister, probablement exécuté d'une manière insuffisante, ne répondant pas complètement à son attente, il arrive enfin à les combiner, ainsi qu'il l'explique assez longuement.

M. Chassaignac, à son tour, n'hésite pas à rendre hommage à l'utilité des réformes nouvelles : « M. Pasteur, dit-il, a déjà rendu à la chirurgie d'importants services que nous serions mal venus à méconnaître. Sa théorie a engendré deux des meilleures méthodes de pansement : celle de notre collègue M. A. Guérin et celle de Lister. La question n'est pas tout entière contenue dans le point de savoir s'il vaut mieux trier les germes ou s'il suffit de les empêcher d'arriver à la plaie. Mais puisque ces deux méthodes ne sont pas absolument inconciliables avec ce qu'il y a de bon dans les méthodes connues jusqu'ici, il est évident qu'elles ajoutent puissamment à ce que nous savions, à ce que nous faisions, et dès lors elles ont droit à une attention sérieuse de la part de tous ceux qui s'intéressent à la solution de ce problème difficile : quel est le meilleur mode de pansement des plaies. » (1).

____

(1) *Acad. de Méd.*, séance du 21 mai 1878.

Trois ans ont suffi pour que l'attention que conseillait alors M. Chassaignac ne soit changée en admiration enthousiaste. Voici, en effet, un passage significatif d'une lettre que M. Fort écrivait de Londres à M. le D^r Le Sourd, le 20 mars 1881 : « Le *pansement de Lister* est rigoureusement employé d'une manière générale; cependant certains chirurgiens, mus je je ne sais par quels sentiments étranges, s'y refusent absolument. Ici, comme à Paris, on rencontre des esprits rétrogrades, ennemis du progrès, jaloux de la réputation si justement méritée d'un de leurs collègues. Pour moi je me déclare partisan absolu et admirateur exclusif de la méthode de Lister. Après avoir constaté ici *de visu* les résultats obtenus par cette méthode, je crois qu'il est de mon devoir de dire que tout chirurgien ignorant cette méthode est coupable de ne pas l'étudier, et que tout chirurgien qui la connaît est coupable de ne pas l'employer.... *toute la chirurgie est dans le traitement antiseptique.* Avec la méthode de Lister rigoureusement appliquée, on peut se permettre ce qu'autrefois les chirurgiens auraient appelé des *crimes en chirurgie*. Le savant professeur de King's Collège Hospital n'hésite pas à ouvrir les articulations, les foyers purulents que l'on respectait autrefois, les gaines

synoviales des tendons, etc., etc. Les complications des plaies étant évitées par sa méthode,
on comprend qu'il ne recule pas lorsqu'il peut
guérir une maladie, une difformité, en produisant une plaie quelconque. » (1).

On le voit, rien n'arrête l'audace justifiée
des chirurgiens qui savent mettre à profit les
enseignements de la méthode antiseptique. Ils
n'hésitent plus à entreprendre avec une con-
fiance absolue des opérations réputées jusqu'ici
inaccessibles aux ressources de l'art. « L'ensemble des faits dont nous avons été témoin
depuis deux ans, dit M. Du Pré à la fin de son
livre (2), nous mène forcément à cette conclusion digne de remarque, que le résultat final
d'une opération dépend en minime partie de la
façon dont l'opération a été pratiquée, en très-
grande partie de la manière dont la plaie est
traitée pendant sa guérison ; ceci nous mène à
cette autre proposition, que l'art chirurgical ne
consiste pas seulement à savoir manier un bistouri avec adresse et en temps et lieux, mais
encore à pratiquer un pansement antiseptique
avec tous les soins et toute la *minutie* désira-
bles ; on peut même affirmer que, comme les

---

(1) *Gaz. des Hôp.*, nº du 2 avril 1881.
(2) Du Pré, *loc. cit.* p. 248.

soins donnés pendant les pansements sont infiniment plus importants, au point de vue du résultat, que l'art avec lequel l'opération a été faite, le chirurgien qui sera à même d'appliquer ces soins avec toute la rigueur nécessaire pourra n'être qu'un opérateur médiocrement adroit et élégant, et aura des résultats incomparablement meilleurs que celui qui se bornerait à pouvoir exécuter l'opération elle-même avec l'art le plus consommé. »

En face de tant d'importants témoignages, la théorie des germes ne peut plus guère trouver de contradicteurs qu'au point de vue doctrinal. Le fait de l'efficacité spéciale des pansements antiseptiques ne peut plus être nié aujourd'hui.

———————

SECTION II

Septicémies médicales.

———————

Jusqu'ici la question des septicémies s'est présentée à nous sur des bases assez solides. Il nous était relativement facile d'établir les rapports qui unissent l'état d'un blessé atteint de quelqu'une des graves complications des plaies à l'état analogue provoqué artificiellement chez un animal. Ce guide précieux va nous manquer désormais dans presque tous les cas pour l'interprétation des divers phénomènes septicémiques d'ordre essentiellement médical que nous allons passer en revue.

Néanmoins, il est évident qu'un lien très-étroit unit ces phénomènes à ceux des septicémies chirurgicales, et il y a lieu d'espérer que, grâce aux recherches des hommes éminents qui ont à cœur d'asseoir sur des bases solides la théorie des germes, bon nombre des septicémies médicales, dont la cause productrice est encore inconnue, pourront prendre une place légitime à côté de celles dont la nature parasitaire est généralement admise aujourd'hui.

Nous diviserons les septicémies médicales en quatre groupes. Les trois premiers comprennent celles que l'on observe comme complications de certaines maladies des voies respiratoires et digestives, ainsi que les fièvres éruptives ; le quatrième embrasse les septicémies médicales essentielles, qui se présentent sous forme d'entités morbides.

§ I

Septicémies d'origine respiratoire.

On les observe comme complications de la *dilatation bronchique*, de la *pleurésie purulente*, de la *pneumonie* et de la *phthisie pulmonaire.*

Nous avons déjà énuméré des faits qui démontrent que les émanations des matières organiques putréfiées occasionnent, dans certains cas, chez les personnes qui les respirent, des phénomènes infectieux présentant la plus grande analogie avec ceux d'ordre septicémique. Ces faits indiscutables permettent d'admettre *à priori* la possibilité de l'absorption de l'agent toxique par la muqueuse pulmonaire.

a. — Je ne m'attarderai pas à décrire les symptômes de la dilatation bronchique et de certaines bronchites qui lui ressemblent par plus d'un point. Qu'il me suffise de rappeler que la nature de la sécrétion bronchique se rapproche alors tellement de celle du pus qu'il est quelquefois très-difficile de l'en distinguer. Quoi qu'il en soit, cette matière puriforme entre en décomposition putride, et, surtout s'il existe quelque ulcération de la muqueuse, le malade peut être pris d'accidents qui rappellent ceux de la résorption des matières putrides ; accidents qui, bien que, le plus souvent, sans gravité réelle, peuvent parfois entraîner la mort (Katz).

A quoi sont dûs les phénomènes de putréfaction qui apparaissent ainsi, dans certains cas, au sein des sécrétions bronchiques puriformes ? Bien des raisons d'analogie permettent de les attribuer à l'action des microbes entraînés jusqu'au fond de l'arbre aérien avec l'air inspiré. Traube les y aurait découverts. Quoi qu'il en soit, la voie est ouverte aux observateurs.

On a tenté, non sans succès, de faire respirer aux malades de cette catégorie des vapeurs chargées de substances antiseptiques, telles que créosote, acide phénique, etc. Comment se défendre de la pensée que les bons effets qu'on en a souvent retiré sont dûs précisément à l'action germicide de ces substances plutôt qu'à de prétendues qualités balsamiques ?

b. — Les mêmes accidents septicémiques s'observent malheureusement dans un grand nombre de pleurésies purulentes, soit que le pus s'évacue spontanément par les bronches, soit qu'une opération d'empyème lui ait ouvert une voie extérieure.

Ces accidents s'expliquent aisément par la résorption du pus devenu toxique à la suite de sa décomposition putride.

Il est facile, dans ce cas, de s'expliquer que les microbes-ferments ou leurs germes se soient mis directement en contact avec l'épanchement purulent auparavant contenu dans une cavité close.

Mais, comment rendre compte des phénomènes d'intoxication putride qui se produisent parfois, le sac pleural étant resté parfaitement intact? L'accès des microbes par voie indirecte peut encore parfaitement être admis si on veut bien se rappeler les expériences qui démontrent que ces microorganismes sont capables de se créer une voie à travers l'épithélium de la muqueuse pulmonaire.

Il n'en reste pas moins à démontrer que le pus pleural et le sang des malades infectés contiennent des microbes.

c. — On observe encore, dans certaines pneumonies, des phénomènes septicémiques se traduisant par des frissons, de la diarrhée et la formation de divers foyers purulents que l'autopsie permet de reconnaître.

d. — Mais c'est surtout dans la phthisie pulmonaire, pendant la troisième période, que les matières purulentes dont les cavernes sont remplies peuvent souvent se putréfier, être résorbées et aller porter ainsi l'infection dans le torrent circulatoire. On observe alors cette fièvre hectique particulière accompagnée de la diarrhée et de tous les accidents ataxo-adynamiques qui caractérisent la septicémie. On peut dire que presque tous les phthisiques meurent de cette complication. Il n'est pas irrationnel d'assimiler les larges surfaces ulcérées que présentent les poumons de ces malheureux malades à autant de plaies exposées, et de comprendre les dangers qui résultent de leur séjour dans des milieux chargés de germes. Ainsi peut s'expliquer peut-être en partie l'effrayante rapidité avec laquelle succombent les phthisiques dans les hôpitaux.

Lorsque M. Pécholier proposa la créosote pour le traitement de la phthisie pulmonaire, j'ignore si le but thérapeutique qu'il voulait ainsi poursuivre était de fournir au sang un élément antiseptique susceptible de lutter avec avantage contre l'invasion des microbes toxifères. Quoi qu'il en soit, son idée a fait du chemin, et la créosote du hêtre est mêlée aujourd'hui à un grand nombre des médicaments que l'on prescrit généralement pour combattre les progrès de cette redoutable affection. Je suis persuadé, pour mon compte, que l'efficacacité de la créosote, en pareil cas, ne tient pas seulement à son action balsamique, mais qu'elle doit encore être rapportée à ses propriétés antiseptiques.

§ II

Septicémie d'origine intestinale.

De même que la muqueuse pulmonaire se laisse traverser par les agents septiques, de même celle des organes de la digestion peut leur livrer passage, ainsi que le prouvent les accidents infectieux qui succèdent parfois à l'ingestion d'aliments ou de boissons putréfiés. Les expériences de Schweminger et Hemmer prouvent que l'on obtient les mêmes résultats chez les animaux auxquels on a fait ingérer des matières putrides.

Mais ces phénomènes d'infection ne s'observent pas constamment, tant s'en faut, si la muqueuse des voies digestives est exempte de toute ulcération, et c'est surtout dans les maladies qui s'accompagnent d'accidents de cette nature que se produisent fréquemment des phénomènes d'empoisonnement septicémique.

Lorsque ces ulcérations sont localisées sur cette première portion du tube digestif qui est comme le vestibule des voies aériennes, autrement dit, lorsqu'elles siègent sur quelque point de la bouche ou du pharynx, les chances d'infection sont incomparablement plus nombreuses, sans doute parce que les germes dont l'air est chargé peuvent plus facilement être mis en contact avec les surfaces excoriées. La gravité des plaies de la bouche et des abcès du pharynx a frappé, de tout temps, les chirurgiens dont un grand nombre ont expliqué l'absorption du poison par sa résorption, non-seulement à la surface même de la plaie, mais encore sur toute l'étendue du tube digestif qu'il parcourt, mêlé à la salive ou aux aliments.

Mais, si l'air est chargé de germes, nous savons aussi que ceux-ci existent en grand nombre à la surface de tous les corps, et qu'ils peuvent accompagner ainsi les aliments pendant leur passage dans le tube digestif. Ce ne sont donc pas seulement les plaies de la bouche ou du pharynx qui sont susceptibles d'en subir l'action redoutable, et il faut s'attendre encore à ce qu'ils communiquent aux liquides sécrétés par des plaies plus profondément situées, sur l'étendue du tube digestif, des modifications analogues.

C'est ainsi que, dans la fièvre typhoïde, l'infection primitive, provoquée sans doute par l'introduction, dans l'organisme, d'un germe spécial encore inconnu, peut être aggravée par une intoxication nouvelle due à l'action de quelques autres microbes sur les plaques de Peyer ulcérées.

L'observation clinique, en effet, démontre que cette période ulcérative est signalée par l'explosion d'accidents septicémiques très-graves, en même temps que l'examen microscopique du sang de ces malades prouve l'existence corrélative, dans ce fluide, pendant la même période, de protoorganismes qui présentent, nous l'avons vu, une très-grande analogie avec le vibrion septique.

C'est à Tigri qu'on doit la première observation de ce genre. Plus tard, Klein a rencontré des microbes dans les selles et les glandes mésentériques des typhoïsants. On avait cru d'abord avoir mis le doigt sur la cause spécifique de la fièvre typhoïde; mais nous avons déjà vu que la maladie produite par l'injection de ces microbes sous la peau de divers animaux avait donné lieu à des accidents infectieux dont le tableau ne ressemble nullement à celui de la fièvre typhoïde, et présente, par contre, une analogie complète avec celui de la septicémie expérimentale. C'est donc ailleurs qu'il faudra chercher le microbe spécifique de la fièvre typhoïde.

Il n'en est pas moins acquis que les microbes ordinaires jouent un grand rôle dans les phénomènes infectieux de la période ulcérative des plaques de Peyer et qu'on peut intervenir alors d'une manière efficace par l'emploi des antiseptiques à l'intérieur, surtout sous forme de lavements.

Les accidents infectieux qui se produisent dans le cours de certaines dyssenteries graves sont dûs très-probabablement à une cause semblable. Il est regrettable que nous ne possédions encore aucune donnée positive sur ce point. Mais il est vraisemblable que des recherches fructueuses ne tarderont pas à être dirigées dans ce sens.

Il faut bien se garder toutefois de tomber dans les exagérations de Chalvet qui, prenant fort mal-à-propos les petits frissons et l'état de malaise général que les dyspeptiques éprouvent fréquemment pour des symptômes de nature septicémique, s'est hasardé jusqu'à avancer l'hypothèse que la simple stagnation des matières fécales, chez ces malades habituellement constipés, suffirait à tout expliquer!

§ III

Septicémie compliquant les fièvres éruptives.

Quelques auteurs ont une fâcheuse tendance à étendre beaucoup trop, sans preuves certaines, l'action spécifique des microbes. Ce n'est pas parce que certaines maladies présentent, à un moment donné, des symptômes plus ou moins graves d'infection que l'on est autorisé à les attribuer à l'action d'un microbe spécial. Il n'est nullement prouvé que la fièvre typhoïde, la dyssenterie, par exemple, soient des maladies parasitaires par ce seul fait qu'elles se compliquent, à la fin, de phénomènes d'empoisonnement putride.

Dans l'état actuel de nos connaissances, nous devons réserver absolument la question de la nature des miasmes qui constituent les agents actifs de tout un groupe de maladies, manifestement infectieuses sans doute, mais dont on ne peut soupçonner la nature parasitaire que par analogie. Bien plus, les microbes que contiennent certaines humeurs des malades de cette catégorie, à un moment donné, se ressemblent absolument, ainsi que je l'ai déjà noté, quelque dissemblables que soient les maladies primitives, et, loin que leur inoculation à des animaux reproduise les symptômes de ces dernières, l'infection produite présente, dans tous les cas, une analogie telle avec ceux de la septicémie expérimentale, qu'un grand nombre de bons esprits croient à leur identité absolue.

Je ne pense pas qu'il en soit autrement de la septicémie qui s'observe pendant la période de suppuration de la variole et pendant la période de desquamation des autres fièvres éruptives. Les malades présentent alors, en effet, sur toute la surface cutanée, les conditions les plus favorables à l'évolution des germes. Faut-il s'étonner, dès lors, que l'on constate si souvent, chez eux, les symptômes de la pyohémie ou de la septicémie ?

Tous ceux qui ont tenté d'inoculer les maladies de ce genre, avec les microbes qui peuvent se trouver dans le sang des malades, ont constamment échoué. Jusqu'ici donc, il n'est pas démontré que la variole, et, en général, les fièvres éruptives appartiennent au groupe des maladies infectieuses parasitaires. On ne peut les y rattacher qu'en ce qui regarde les phénomènes d'intoxication septique qui en compliquent fréquemment la période de suppuration et de desquamation.

Quelques expériences ont été cependant tentées dans ces derniers temps pour arriver à la démonstration de la nature parasitaire des fièvres éruptives. Celles qui ont trait à la coqueluche, affection rangée par quelques-uns au nombre des fièvres éruptives, sont même assez frappantes pour qu'il importe de les mentionner ici. Elles ont porté tant sur l'examen de l'air expiré par les coquelucheux que sur celui de leurs crachats.

En 1875, M. Poulet communiquait la note suivante à l'Académie des Sciences : « Les vapeurs provenant de la respiration des petits malades, recueillies par un procédé des plus simples, présentent à l'examen microscopique un véritable monde de petits infusoires, identiques dans tous les cas. » (1).

Henke, d'un autre côté, a découvert et décrit (2), dans les crachats des enfants atteints de coqueluche, « des cellules renfermant dans leur intérieur un grand nombre de corpuscules très-minces, doués de mouvements rapides et changeant de place à l'intérieur même de la cellule. » — Letzerich est allé plus loin; il a fait des cultures de ce microbe, et, l'ayant introduit dans la trachée d'un lapin trachéoto-

---

(1) *Presse médicale belge*, 1876.
(2) *Deutsches Archiv. für Klinische Medicin*, 1874.

misé, il a observé, au bout d'une semaine d'incubation, de la véritable coqueluche chez ces animaux. Des recherches ultérieures l'ayant ensuite amené à reconnaître l'identité de ce champignon et de ceux que l'on trouve sur presque toutes les variétés de pommes et de citrons, il se servit de ces derniers pour faire sur lui-même l'expérience suivante : « il suspendit ses recherches sur les crachats de la coqueluche pendant quinze jours, afin d'éloigner toute présomption d'une infection directe par les crachats. Pendant ce même espace de temps, il examina les quelques crachats qu'il rendait accidentellement, sans jamais y constater la présence d'un élément anormal. Enfin, il ne vit aucun malade atteint de coqueluche. Au bout de ce temps, il se mit à aspirer la substance noire répandue sur le pepin d'une orange en voie de putréfaction et préalablement pulvérisée. Pas le moindre accès de toux pendant l'inspiration. Le quatrième jour, léger chatouillement au niveau de la trachée s'étendant jusqu'au sternum et qui ne cessa que lorsque l'auteur eut toussé. A l'œil nu, on ne découvrait pas encore les corpuscules, mais à l'aide du microscope on pouvait déjà déceler la présence de sporules dans les crachats. Au huitième jour, toux convulsive mais modérée. Dans l'in-

tervalle des quintes, sensation de chatouillement dans la trachée suivie d'un accès de toux
ordinaire avec expectoration peu abondante.
Cet état dura dix jours, pendant lesquels les
crachats ne cessèrent de présenter à l'œil nu
et au microscope l'aspect signalé chez les individus atteints de coqueluche. Mais jamais les
corpuscules ne furent aussi abondants que dans
les crachats des enfants atteints de coqueluche
à la période d'acmé. — La même expérience,
répétée sur un autre individu, a donné également des résultats positifs. » (1).

Ces recherches de Letzerich, confirmées par
de nouvelles expériences de Tschamer, ont une
importance qui n'échappera à personne au point
de vue de l'étiologie de la coqueluche ; elles ont
suffi à quelques auteurs pour affirmer la nature
parasitaire de cette maladie.

Quoi qu'il en soit, il est évident que les
moyens que l'on pourra mettre en usage pour
purifier l'air autour des malades atteints de
fièvres éruptives, ainsi que pour détruire les
germes qui pourraient se fixer sur leur peau ou
infecter leur sang, seront éminemment utiles
pour conjurer l'explosion d'une complication
septicémique ou pour en atténuer les effets.

---

(1) *Revue de Hayem*, 1876.

§ IV

Septicémies médicales essentielles.

Ce groupe embrasse, avec l'affection charbonneuse (maladie qui n'existe chez l'homme que par transmission des animaux à lui), quelques maladies infectieuses qui se présentent avec l'aspect général ataxo-adynamique de la septicémie classique et de la septicémie expérimentale.

Quant aux agents miasmatiques qui les engendrent, on est loin de pouvoir affirmer encore, d'une façon positive, leur nature parasitaire, le charbon excepté. Leur essentialité même est si peu admise définitivement, que la plupart sont regardées par quelques médecins, comme consécutives à une lésion locale primitive.

Tout ce que nous allons en dire n'a donc d'autre importance, au point de vue de l'objet spécial de cette étude, que de signaler les jalons déjà posés qui permettent d'entrevoir la possibilité d'une solution positive plus ou moins prochaine.

a. — *Charbon.* — Nous l'avons vu, le premier microbe qui ait été exactement isolé et cultivé est celui des affections charbonneuses, la bactéridie du charbon. Inutile de revenir sur les circonstances qui ont présidé à sa découverte et sur les preuves qui démontrent que ce microbe constitue, à n'en pas douter, l'agent spécifique de l'infection charbonneuse.

Le charbon se présente, on le sait, sous deux aspects différents, suivant que l'infection de l'organisme tout entier est primitive, sans qu'on puisse saisir la voie par laquelle l'ennemi est entré dans la place, ou que les accidents généraux sont précédés par des accidents locaux se traduisant par l'apparition et l'évolution d'une pustule spéciale qui a reçu le nom de *pustule maligne*.

Dans les deux cas, les rapports du charbon avec la Pathologie générale sont identiques ; mais, il n'en est pas de même en ce qui concerne la thérapeutique. S'il est impossible, jusqu'à présent, de détruire la bactéridie lorsqu'elle a pénétré dans les profondeurs du torrent circulatoire, il est, fort heureusement, possible de l'atteindre dans la pustule même et de prévenir l'infection générale si on a pu agir en temps opportun.

Bien longtemps avant l'éclosion de la théorie des germes, les chirurgiens employaient la cautérisation et l'injection de solutions antiseptiques dans la pustule et au sein des tissus environnants. Ces injections, pratiquées actuellement d'une manière tout-à-fait méthodique et rationnelle, produisent les meilleurs effets, ainsi qu'on peut s'en rendre compte à la lecture d'une récente brochure de M. Raimbert qui a pour titre : *Nouvelles acquisitions sur les maladies charbonneuses.*

Mais les médecins étaient et restent encore désarmés dans le cas où le terrible microbe a pu s'enfoncer assez avant pour pénétrer tout l'organisme. Aucun des antiseptiques connus n'est susceptible d'être porté sur tous les points atteints, dans les conditions nécessaires, pour anéantir les innombrables phalanges de bactéridies qui pullulent dans tous les organes. Les expériences faites à ce sujet, par M. Colin (1), seraient particulièrement désespérantes s'il n'était pas prouvé que l'homme oppose heureusement une résistance plus considérable que le lapin à l'action de la bactéridie.

Aucune conquête à signaler, par conséquent, en ce qui concerne le traitement, sinon le perfectionnement des méthodes déjà connues empiriquement. Seule, la Pathologie générale

---

(1) *Comptes-rendus de l'Acad. de méd.,* séance du 28 oct. 1878.

bénéficie, pour cette affection, comme pour toutes celles dont l'origine parasitaire est établie, de la lumière qui s'est faite tout-à-coup sur un de ses plus obscurs problèmes étiologiques. Quant à la clinique, je ne vois pas qu'elle ait trouvé, jusqu'ici, d'autre avantage à la découverte de la bactéridie charbonneuse que celui de pouvoir, lorsque les accidents généraux sont primitifs et que le diagnostic est hésitant, posséder un sûr moyen de lever tous les doutes, en faisant l'examen microscopique du sang.

Quant à la prophylaxie, nous savons que M. Pasteur est en possession d'un vaccin très-sûr. Toutefois, comme le charbon n'existe jamais primitivement chez l'homme, il est probable que la vaccination contre le charbon sera réservée aux animaux, sauf peut-être dans quelques cas tout-à-fait particuliers.

Tel était l'état de la question du charbon, lorsque, dans ces derniers temps, divers observateurs ont cru s'apercevoir qu'à côté du charbon bactéridien il existe une seconde forme de l'afffection charbonneuse à laquelle Chabert a assigné le nom de charbon symptomatique. La différence fondamentale qui existe entre ces deux maladies consiste en ce que le charbon symptomatique n'est pas inoculable par le sang comme le charbon bactéridien, ce qui entraîne comme conséquence la nécessité d'une différence de nature entre leurs principes générateurs. Autrement dit, le microbe du charbon symptomatique doit être autre que la bactéridie.

Quel est donc ce second microbe charbonneux? MM. Arloing, Cornevin et Thomas sont parvenus à l'isoler et n'ont pas tardé à reconnaître que son injection intra-veineuse ne détermine, chez les animaux, qu'une fièvre très-éphémère, qui suffit néanmoins à leur conférer l'immunité. « C'est sur la notion de ce fait, acquise expérimentalement en suivant la méthode instituée par M. Chauveau pour faire l'épreuve du virus sur les organismes, que se trouve basé le nouveau mode de vaccination découvert par MM. Arloing, Cornevin et Thomas. Il diffère de la méthode de vaccination inventée par M. Pasteur en ce que, au lieu de se servir d'un virus atténué artificiellement dans les conditions de milieu où on l'a mis avant de l'inoculer, on emploie le virus naturel dans toute son énergie, en ayant le soin de l'introduire directement dans le milieu sanguin, où l'expérience a appris qu'il devait rencontrer sûrement les conditions d'une atténuation telle qu'il s'y transformait en vaccin..... C'est le milieu intérieur de l'organisme, le sang, qui est le liquide de culture où l'atténuation du virus s'effectue, sans doute parce que le microbe qui le constitue est anaérobie. » (1).

b. — *Fièvre intermittente.* — La théorie parasitaire des fièvres palustres est fort ancienne. Lucrèce en parle déjà vaguement et Lancisi y consacre des pages plus explicites. Mais la question n'est sortie de la phase spéculative que dans ces vingt dernières années. C'est ainsi que Salisbury décrit un champignon (*Palmelles*) et Eklund un autre microphyte végétal (*Limnophysalis hyalina*) qui seraient la cause de la fièvre maremmatique. D'un autre côté, MM. Lanzi et Terrigi accusent une végétation comparable aux *Zooglea*, à laquelle ils donnent le nom de *Bacteridium brunneum*. Enfin, MM. Klebs et Tommasi-Crudeli soutiennent que l'impaludisme reconnaît pour cause un champignon auquel ils proposent de donner le nom de *Bacillus malariæ*.

C'est en Sicile que les recherches sur le *bacillus malariæ* ont été entreprises par le Dʳ Tommasi-Crudeli qui avait fait, en 1879, une première publication à ce sujet. Depuis lors, les observations relatives à ce microbe ont été continuées, en Italie, par MM. Per-

____

(1) Bouley.— *Disc. à l'Acad.* Séance du 11 octobre 1881.

roncito (de Turin), Ceci (de Rome), Cuboni (de Rome), Marchiafava (de Rome), et par les Drs Valenti, Ferraresi, Sciammanna et Piccinilli.

Le *Bacillus malariæ* se rencontrerait en abondance, pendant la *période d'invasion*, dans le sang des malades, tandis qu'on n'y trouverait plus que des spores pendant la *période d'acmé*. De plus, les expériences faites sur des animaux prouveraient que la rate et la moelle des os sont le siège d'élection des parasites, ce qui concorde avec les altérations pathologiques observées dans les cadavres des personnes qui ont succombé à l'infection maremmatique. Voici du reste les résultats généraux des observations faites à cet égard par nos confrères italiens :

« 1° Dans tous les terrains à *malaria de l'Agger Romanus*, on a trouvé le *Bacillus malariæ* (Cuboni) déjà développé, et, par des cultures artificielles, on a pu le produire en grandes quantités. Il n'a pas été possible de le rencontrer dans les terres prises dans les localités salubres de la Lombardie (Cuboni) ;

» 2° Ce même *Bacillus* s'accumule parfois en quantité si considérable dans les couches d'air qui surmontent les terrains à *malaria*, pendant les chaudes journées de l'été, que, pour le recueillir, les appareils spéciaux sont inutiles. Il se trouve en abondance dans la sueur du front et des mains (Cuboni);

» 3° Pendant l'ἀκμή de la fièvre, on a trouvé constamment les sporules du *Bacillus malariæ* :

(*a*) Dans le sang des lapins auxquels on avait fait contracter une infection malarique (Ceci);

(*b*) Dans le sang tiré de la veine d'hommes atteints d'affections palustres (Marchiafava, Perroncito, Ferraresi);

(*c*) Dans le sang extrait de la rate de ces mêmes malades, par un procédé imaginé par le Dr Sciammanna;

(*d*) Dans les cultures de ce sang on a obtenu le *Bacillus* parfaitement développé et présentant les mêmes formes déjà décrites par Klebs et Tommasi-Crudeli (Ceci, Cuboni, Ferraresi);

(*e*) Il en a été de même pour les cultures entreprises avec la rate de personnes mortes de fièvre pernicieuse (Cuboni). Les cultures faites avec la rate de personnes ayant succombé à d'autres maladies, dans les régions non malariques, ont donné des résultats négatifs;

» 4° Si l'on injecte le sang extrait de la veine de malades atteints de fièvre palustre dans le tissu sous-cutané de chiens, on reproduit chez ces animaux la maladie typique (Marchiafava, Ferraresi, Valenti, Sciammanna, Piccirilli);

» 5° Dans tous les cas où le sang des malades atteints de fièvre palustre a été extrait de la veine pendant *la période d'invasion* de la fièvre, ce sang contenait parfois en quantité considérable le *Bacillus malariæ* en plein développement (Marchiafava, Ferraresi). *Dans l'acmé de la fièvre, au contraire, comme nous l'avons déjà dit (parag. 3), les Bacillus disparaissent pour faire place aux sporules....* (1). Un agrandissement de 500 à 600 diamètres suffit pour voir les formes du *Bacillus malariæ*. Mais pour saisir tous les détails de leur structure et les identifier avec les types décrits par Klebs et moi, il faut que cet agrandissement soit obtenu par *de forts objectifs*, et en se servant de faibles oculaires, afin que tous les contours soient parfaitement nets. Un bon objectif de la force du n° 10 de Hartnach, ou du 1/12 de pouce de Zeiss, est le plus approprié à ce genre de recherches.

» Dans les premières observations, afin d'arriver à se former une idée exacte du fait, il vaut mieux employer quelques précautions spéciales dans la récolte du sang. Au lieu de le prendre dans les capillaires de la peau, il est préférable de le soutirer directement de la veine. Après avoir bien lavé la peau et ouvert la

---

(1) *Journal d'Hygiène* — n° du 9 décembre 1880.

veine, il faut recueillir le sang dans des tubes à extrémités capillaires et fermer tout de suite ces extrémités à la lampe. Les tubes sont maintenus dans une position verticale, tant que la coagulation n'a pas eu lieu, ou que la précipitation des globules rouges dans la partie inférieure n'est pas complète. Alors on examine au microscope le sérum, particulièrement celui des couches supérieures. On arrive de la sorte à éviter de confondre le *Bacillus* avec des filaments de fibrine, ou de ne pas le voir, caché comme il peut être au milieu de la masse des globules rouges. » (1).

Il semblerait d'après cela, que la lumière fût faite. Cependant M. Burdel (de Vierzon), qui a voulu contrôler les faits recueillis par les observateurs italiens, est arrivé, il faut le dire, à des résultats tout-à-fait opposés.

Ce savant soutient, en effet, que les injections du *bacillus* ne produisent nullement la fièvre intermittente, mais bien des irrégularités provoquées par la réaction vitale résultant de l'introduction de matières septiques dans l'économie des animaux en expérience. Au surplus, M. Burdel affirme que les animaux en général,

______

(1) *Ibid*. Extrait d'une lettre de Tommasi-Crudeli à M. Em. Vaisson.

et plus spécialement le lapin, ne peuvent contracter la fièvre intermittente par inoculation.

« Enfin, dit-il, comme conclusion des études et recherches auxquelles nous nous sommes livré, il ressort pour nous, de toute évidence, que les algues *palmellæ*, que les *baccilées*, *schistomycètes*, etc., ne sont pas les germes animés et spécifiques qui produisent les fièvres intermittentes. » (1).

Plus récemment encore, le Dr Laveran, agrégé au Val-de-Grâce, mettant à profit un séjour momentané en Algérie, a entrepris l'étude histologique des lésions que l'impaludisme produit dans plusieurs organes. Il a constaté tout d'abord la présence, dans le sang, d'éléments pigmentés à la périphérie desquels il a finalement reconnu l'existence d'une série de filaments grêles et transparents qui se meuvent avec une grande agilité. Ces éléments parasitaires se présentent ainsi sous trois aspects différents correspondant à autant de phases de leur évolution, et il les décrit sous les noms de corps n° 1, n° 2 et n° 3. Au lieu d'aller chercher les parasites de la fièvre palustre dans l'air, dans l'eau et dans le sol des locali-

---

(1) Burdel. — *Lecture faite à l'Acad. de Méd.* le 26 avril 1881.

tés insalubres, il les a recherchés directement dans le sang des malades. M. Laveran en donne la description dans une publication très-intéressante où abondent les observations (1).

Voici les conclusions de ce remarquable travail :

« 1° Il existe dans le sang des malades atteints de fièvre palustre des éléments parasitaires pigmentés qui se présentent sous trois aspects principaux ;

» 2° Les éléments parasitaires du sang qui sont décrits dans ce travail sous les noms de corps n° 1, n° 2 et n° 3, ne représentent probablement que trois phases du développement d'un seul et même parasite comparable aux oscillariées, vivant à l'état d'agglomération ou d'enkystement pendant une partie de son existence ;

» 3° Les éléments parasitaires pigmentés du sang ne se rencontrent que chez les malades atteints de fièvre palustre ; ils disparaissent chez les individus qui prennent du sulfate de quinine ;

» 4° Les éléments parasitaires trouvés dans le sang des malades atteints de fièvre palustre

____

(1) Laveran. — *Nature parasitaire des accidents de l'impaludisme*, Paris, Baillière 1881.

sont de même nature que les corps pigmentés qui existent en si grand nombre dans les vaisseaux de tous les organes chez les sujets morts de fièvre pernicieuse, et qui ont été décrits jusqu'ici comme des leucocytes mélanifères ;

» 5° Les éléments parasitaires trouvés dans le sang des malades atteints de fièvre palustre sont la cause directe des accidents de l'impaludisme ;

» 6° L'impaludisme doit prendre place désormais parmi les maladies parasitaires. »

Malheureusement il faudrait, pour faire la preuve irréfutable de ces diverses affirmations, pouvoir inoculer le microbe isolé et cultivé, ou tout au moins le sang d'un malade surchargé de microbes, dans l'économie d'un individu sain. Les animaux sont trop réfractaires à l'impaludisme pour que cette tentative, faite chez eux, eût la moindre valeur. Encore s'il suffisait d'inoculer sous la peau d'un homme quelques parcelles de sang infecté, on pourrait, sans trop s'exposer, tenter l'expérience chez un sujet de bonne volonté qui en serait quitte pour quelques accès de fièvre facilement arrêtés au moyen du sulfate de quinine. Mais, comme le sang est le milieu nécessaire à la vie du microbe, celui-ci mourrait bientôt au sein du tissu conjonctif; ce serait donc dans les veines que l'injection devrait être faite. « Mais, dit avec raison M. Laveran, c'est toujours une opération sérieuse que celle qui consiste à piquer une veine, et je ne voudrais pas, pour ma part, en prendre la responsabilité. »

Quoi qu'il en soit, il est certain que la question de la nature parasitaire de l'impaludisme a fait un grand pas, grâce aux beaux travaux de M. Laveran. Sans doute, elle n'est pas entièrement résolue; mais je ne doute pas qu'elle ne le fût bientôt si on pouvait expérimenter sur des animaux susceptibles de contracter facilement les fièvres intermittentes.

c. — *Erysipèle médical.* — Cette maladie a été considérée tour-à-tour comme une simple dermite, comme un processus fébrile particulier (fièvre érysipélateuse de Sydenham et d'Hoffmann), comme le résultat d'un état infectieux du sang dû à l'action d'un miasme indéfini (Bouillaud), comme une fièvre éruptive (Monneret, Trousseau).

D'autres nient presque l'existence de l'érysipèle médical, et soutiennent que, dans l'immense majorité des cas, un examen attentif permet de découvrir une petite ulcération, une vésicule d'herpès, même une petite excoriation invisible à l'œil nu, comme point de départ de l'inflammation cutanée. Il n'y aurait donc qu'un seul érysipèle : l'érysipèle traumatique.

Enfin la période contemporaine est marquée par la conception de l'érysipèle médical comme maladie parasitaire. Nous savons déjà ce qu'il faut penser de cette opinion au point de vue de la forme chirurgicale. Ici, les doutes sont encore plus légitimes, et il faudra pour les lever, des raisons autrement sérieuses que celles alléguées par Raynaud qui admet, sans preuve aucune, la pénétration dans l'organisme de l'agent infectieux, non-seulement à travers l'épithélium de la muqueuse pulmonaire, mais encore à travers l'épiderme de la peau du visage.

La découverte de nombreux microbes, faite par M. Hayem, dans le pus d'une méningite consécutive à un érysipèle de la face, n'aurait de valeur sérieuse que si ces microbes avaient été isolés, cultivés, puis essayés par inoculation à des animaux.

Quant aux quelques tentatives heureuses faites récemment pour arrêter la marche de l'inflammation en la circonscrivant par un nombre suffisant d'injections sous-cutanées antiseptiques, elles ne sauraient encore avoir, à elles seules, une bien grande importance au point de vue de la pathogénie de l'érysipèle. C'est toutefois une méthode bonne à généraliser au point de vue de la thérapeutique si incertaine de l'érysipèle.

d. — *Endocardite ulcéreuse.* — La question reste pendante de savoir si les symptômes d'infection que l'on observe dans le cours de cette maladie ont pour point de départ une ulcération de l'endocarde, ou si, au contraire, cette lésion est secondaire, l'état typhoïde général lui étant antérieur. Il va sans dire que nous nous rangeons parmi ceux qui soutiennent cette dernière opinion, faute de quoi il serait illogique de présenter l'endocardite ulcéreuse comme constituant un état septicémique essentiel.

Cette interprétation a d'ailleurs pour elle l'adhésion d'un grand nombre de savants très-compétents, parmi lesquels il me suffira de citer MM. Hardy, Béhier, Duguet, Hayem, etc.

Au surplus, ce qu'il s'agirait surtout d'établir, pour être en droit de rattacher l'endocardite ulcéreuse aux septicémies de nature parasitaire, ce serait la présence dans l'organisme de microbes spécifiques susceptibles d'y déterminer le processus ulcératif localisé sur l'endocade. Or il est incontestable que la science possède déjà, à cet égard, quelques notions très-encourageantes.

En effet, Winger et Heiberg, Maier et

Eberth, Gerber et Birch-Hirschfeld, et, plus récemment encore, Koester et Klebs ont trouvé dans le sang de plusieurs malades atteints d'endocardite ulcéreuse des microbes en forme de bâtonnets que M. Lancereaux a figurés dans son Atlas. Les valvules du cœur en sont tout particulièrement couvertes, et Rosenbach a pu démontrer l'action ulcérante qu'ils exercent, grâce aux deux expériences comparatives suivantes : au moyen de procédés spéciaux, il a pu irriter directement l'endocarde, chez des animaux, avec la pointe d'un instrument. Opérant d'abord avec un instrument absolument propre, il ne provoquait ainsi qu'une inflammation d'intensité médiocre recouverte seulement de légers dépôts fibrineux. Trempant ensuite la pointe de son instrument dans des matières septiques, la lésion qu'il provoquait atteignait les proportions de végétations véritables couvertes de microbes dont un grand nombre étaient entraînés au loin.

On le voit, ces faits ont une importance incontestable, et il ne nous manque guère que d'être exactement fixés sur l'espèce des microbes ainsi observés pour qu'il nous soit permis d'affirmer l'origine parasitaire de l'endocardite ulcéreuse dans le sens spécifique que nous y attachons.

e. — *Fièvre récurrente.* — Encore appelée fièvre à rechutes, typhus à rechutes, *relapsing fever*, typhode bilieuse, fièvre à spirilles, etc., cette maladie, très-rarement observée en France, n'a pris place que fort tard dans le cadre nosologique, puisque son identité n'a pu être établie qu'au XVIII° siècle. Ses caractères symptomatiques généraux sont bien ceux de toutes les septicémies. Sa ressemblance avec la fièvre typhoïde ordinaire serait même complète si l'absence constante des taches rosées lenticulaires et la constatation de plusieurs périodes bien marquées et régulières d'améliorations très-sensibles suivies d'autant de rechutes n'établissaient entre elle et la fièvre typhoïde une ligne de démarcation bien tranchée, suffisante pour en faire deux entités morbides bien distinctes, tout en justifiant le nom de fièvre récurrente qu'on lui donne communément.

Les recherches microscopiques faites sur le sang de malades atteints de fièvre récurrente, aux diverses périodes de la maladie, ont abouti à la découverte de protoorganismes nommés *spirilles* qui, chose très-remarquable, n'apparaissent qu'au moment des accès. «Ces curieux organismes ont la forme de filaments plusieurs

fois recourbés sur eux-mêmes et ayant environ
un millième de millimètre de diamètre sur 15
à 20 centièmes de millimètre de longueur. Ces
filaments sont agités de mouvements très-vifs,
et c'est par milliers qu'on les voit se mouvoir
au milieu des globules sanguins. Obermeier les
a signalés en 1879, et tous les auteurs qui les
ont cherchés les ont trouvés (Blisener, Litten,
Vieger, Engel, Lebert, Birch-Hirschfeld) et ont
vu que, dans les intervalles des rechutes, ces
organismes devenaient moins nombreux et finis-
saient même par disparaître. » (1).

Les doutes qui avaient longtemps plané sur
la nature de cette affection se trouvent singulièrement amoindris par le fait de cette importante découverte, et sa nature parasitaire
serait définitivement établie si tous les procédés de culture n'avaient échoué, de même que
toutes les tentatives d'inoculation, du moins
sur l'homme. M. Laboulbène cite cependant le
fait, rapporté dans la *Gazette hebdomadaire*
(n° du 28 sept. 1879), d'un petit singe inoculé
avec succès à Bombay. L'inoculation aurait
duré cinq jours, après quoi on aurait trouvé un
très-grand nombre de spirilles entièrement sem-

---

(1) Laboulbène, in *Gaz. des Hôp.* du 26 octobre 1880.

blables à celles que l'on trouve chez l'homme dans la fièvre récurrente.

f. — *Fièvre typhoïde.* — J'ai déjà eu l'occasion de dire ce qu'il faut penser de la septicémie secondaire qui, pendant la période ulcérative des plaques de Peyer, vient presque toujours compliquer l'infection primitive. J'ajouterai seulement ceci : si tous les efforts de la science, jusqu'à présent, n'ont pu aboutir qu'à prouver d'une manière irréfutable que partout où il existe des matériaux organiques putrides, les émanations qui s'en exhalent peuvent engendrer la fièvre typhoïde, cela ne veut pas dire que la fièvre typhoïde *doive* se produire chaque fois que l'organisme est soumis à l'action de ces émanations. Rien de plus commun, en effet, que la putréfaction. La rareté relative de la fièvre typhoïde s'explique simplement par ce fait que le vibrion particulier susceptible de la faire naître ne surprend que rarement l'organisme dans les conditions spéciales nécessaires à son développement. On admet aussi généralement qu'il ne suffit pas qu'un poison miasmatique ait une origine putride pour qu'il fasse naître cette maladie, mais qu'il faut encore qu'il possède des qualités spécifiques, qu'il constitue, en un mot, le *poison typhique* de

M. Jaccoud. C'est à ce propos que M. Bouchard hasarde l'hypothèse suivante : « Peut-être que dans ce monde aérien presque inexploré où s'agitent tant d'êtres inférieurs, dont quelques espèces ont été à peine entrevues, il existe un germe capable de se développer et dans la matière animale morte et dans l'organisme vivant ; ce germe tombant dans une matière putride y pourra pulluler, il pourra de là passer dans le corps de l'homme et provoquer la maladie par sa multiplication, il pourra enfin d'un individu malade passer dans un autre organisme sain. Ainsi considérée, la fièvre typhoïde n'est ni une maladie contagieuse, ni une infection, c'est une maladie miasmatique. »

C'est ce germe spécifique qu'il s'agit de découvrir pour que la nature parasitaire de la fièvre typhoïde sorte du domaine des choses probables. Il faut espérer que les incessantes recherches faites actuellement dans cette voie ne tarderont pas à aboutir.

Quoi qu'il en soit, on sait dès à présent (notamment depuis les travaux de Robinski) (1) que le poison miasmatique n'est qu'un des facteurs de l'intoxication, et qu'il est nécessaire,

____

(1) Voy. *Du Développement du typhus exanthématique,* par le Dʳ Robinski, Paris, J.-B. Baillière, 1881.

pour que celle-ci se produise, qu'un travail préliminaire ait préparé le terrain dans l'organisme vivant et lui ait communiqué un certain degré de réceptivité organique qui varie depuis l'aptitude la plus complète jusqu'à la résistance absolue. Or, ce travail préliminaire est produit précisément par ces conditions spéciales d'âge, de sexe, de saisons, de fatigues physiques, d'épuisement intellectuel, d'agglomération, &, que l'on considérait jusqu'à présent comme les seules véritables causes de la fièvre typhoïde.

L'utilité des antiseptiques dans le traitement de la fièvre typhoïde est aujourd'hui incontestable. J'ai déjà eu l'occasion de faire ressortir la valeur des lavements phéniqués à cet égard.

A côté de cet agent il faut placer le sulfate de cuivre. M. Moricourt a publié, en 1880 (1), deux observations de fièvres typhoïdes traitées avec succès par le sulfate de cuivre d'après les indications du Dr Burq. Ce praticien distingué vient de faire connaître deux nouveaux et remarquables succès (2). « En ayant obtenu, dit-il, les mêmes résultats au point de vue de la tolérance du médicament, de la suppression de la diarrhée et de l'amélioration des symptômes

____

(1) Voy. *Gaz. des Hôp.*, n° du 19 mars 1880.
(2) *Ibid.* n° du 29 novembre 1881.

généraux, persuadé d'ailleurs que la fièvre typhoïde, comme la plupart des maladies infectieuses, est due à la multiplication d'un microbe contre lequel un parasiticide de la nature
des sels de cuivre ne saurait, il me semble,
ne point avoir d'action, je crois utile de publier
ces deux nouveaux faits afin qu'ils puissent
aussi servir à l'étude comparative du traitement
de la fièvre typhoïde par d'autres agents parasiticides tels que l'acide phénique, par exemple. » Il a administré le médicament en potion
et en lavements (10, 15 et jusqu'à 25 centigr.
tant en potion qu'en lavements) et a pu assister
chaque fois à la disparition graduelle des garde-
robes et de leur mauvaise odeur après les lavements, et au contraire au retour de la fréquence et de la fétidité des selles chaque fois
que le sel de cuivre n'avait pu être administré
par le rectum. Il a enfin bien observé la facilité
avec laquelle le sulfate de cuivre a été toléré
pendant la période d'état de la maladie, tandis
qu'il amenait des vomissements dès le début de
la convalescence. « Il semble que cette intolé-
rance indique le moment précis où le médicament doit être supprimé. »

g. — *Tuberculose*. — Diverses tentatives ont
aussi été faites à plusieurs reprises pour dé-

montrer la nature parasitaire de la tuberculose. Parmi les dernières en date, qui sont des plus remarquables, citons celles de M. Toussaint, qui a communiqué tout récemment à l'Académie des Sciences le résultat des expériences qu'il a faites à ce sujet (1). Ses premières recherches datent du commencement de 1880. Elles ont consisté à transporter le sérum du sang d'une vache tuberculeuse dans des tubes Pasteur contenant des bouillons faits avec de la viande de chat, de porc et de lapin. La plupart de ces liquides ne tardèrent pas à présenter des granulations très-petites, simples, géminées ou réunies en petits amas. Après en avoir fait de secondes cultures, M. Toussaint inocula ensuite de jeunes chats qui moururent bientôt d'épuisement par le seul fait de leur vie en captivité. Quelques mois après, l'expérience fut renouvelée sur deux chats adultes avec du sérum pur conservé à l'étuve depuis quelques semaines. Après 47 jours, ces animaux furent sacrifiés. Le premier ne présenta à l'autopsie que des lésions locales et un ganglion préscapulaire volumineux, tandis que le poumon du second contenait en outre une vingtaine de tubercules bien caractérisés.

---

(1) V. *note présentée à l'Acad. des Sc.*, le 16 août 1881.

Au commencement de 1881, M. Toussaint essaya quelques cultures avec le poumon et les ganglions pulmonaires d'une vache tuberculeuse, et obtint plusieurs microbes différents, dont un constant dans tous les flacons (au nombre de 13) et semblable à celui précédemment dessiné d'après le sérum et les cultures. De plus, ayant fait manger, en novembre 1880, à une jeune truie, un poumon de vache tuberculeuse, il sacrifia cet animal le 1er mars 1881, et constata qu'elle avait une tuberculose avancée.

Ayant répété souvent ses expériences sur des lapins, M. Toussaint a constaté que les inoculations à ces animaux, faites dans le tissu cellulaire sous-cutané, ont toutes été infructueuses à l'exception d'une seule. « Mais il n'en a pas été de même pour le chat, dit-il, lorsque l'inoculation a eu lieu dans le péritoine. Ici encore les animaux sont morts d'épuisement après un mois de captivité, pendant lequel ils ont été constamment nourris avec des viandes très-cuites. Le premier chat qui mourut avait des ganglions intestinaux énormes en certains points même caséeux ; mais, à ce moment, la tuberculose n'était pas encore généralisée. J'ai raclé avec un scalpel la coupe des ganglions et j'ai inoculé la pulpe et la sérosité à l'oreille de lapins jeunes. Tous les animaux ainsi traités, au nombre de huit, sont devenus tuberculeux. Après deux mois, l'infection était devenue générale, le poumon et la rate étaient remplis de tubercules gris.

» Les premiers lapins tués ont servi à l'inoculation d'une seconde série de lapins qui présentent en ce moment tous le symptômes de la tuberculose. »

Quant au microbe que M. Toussaint considère comme spécifique de la tuberculose, il se présente, « dans les premiers jours de la culture, sous la forme de filaments blanchâtres assez consistants, qui ressemblent beaucoup aux filaments des cultures de bactéridies ; lorsqu'on aspire avec un tube effilé, la plus grande partie du nuage monte dans le tube ou reste suspendu à son extrémité ; elle persiste plusieurs jours dans le liquide clair sans se délier : le microbe est donc entouré à ce moment par une atmosphère de matière gluante et assez consistante.

» Examinés au microscope, les points agglomérés montrent des amas extrêmement riches d'un microbe qui paraît alors immobile et répandu isolément sur toute la surface de la préparation. Dans les parties liquides, on observe, au contraire, dans les granulations isolées, géminées ou réunies en plus grand nombre, des mouvements browniens très-prononcés. Plus tard, la couleur blanchâtre du liquide devient uniforme et enfin les microbes tombent au fond du liquide. Leur réfringence est beaucoup plus grande à la fin qu'au début de la culture. Le diamètre a diminué; il est un peu inférieur à celui des microbes du choléra des poules et n'offre guère que $0^{mm}, 0001$ à $0^{mm}, 0002$ de diamètre. »

Ces résultats sont assurément à noter. Mais ils n'offrent pas assez de précision pour qu'il soit encore possible de considérer la question comme tranchée. Ce n'est qu'un premier échelon franchi vers la solution d'un problème dont l'importance est immense. Il y a lieu de mieux attendre des futures recherches de l'habile expérimentateur toulousain.

Plus récemment, le professeur Koch a lu devant la Soiété de physiologie de Berlin un important et très-intéressant Mémoire sur la découverte qu'il aurait faite du *bacillus* de la tuberculose. Ses recherches microscopiques ont porté sur un grand nombre d'organes malades chez l'homme et chez les animaux. Grâce à l'emploi d'une matière colorante, il a pu séparer les microbes des tissus adjacents et les isoler sous la forme constante d'un petit bâtonnet. Cultivant ensuite ce protoorganisme d'après la méthode Pasteur, il l'a finalement inoculé à des animaux sains qui ont été constamment frappés de la maladie originaire. Ces expériences ont été multipliées un grand nombre de fois tant sur le cochon d'Inde que sur le chat, le lapin, le rat, la souris, et toutes les inoculations ont été suivies des symptômes évidents de la tuberculose aiguë.

Ce serait entre 30° et 40° que le microbe de la tuberculose pourrait vivre, se développer et se reproduire.

Enfin les crachats des phthisiques contiendraient le microbe, et la dessication ne leur ferait nullement perdre leur virulence (1).

Il sera nécessaire de démontrer l'identité entre le microbe de Koch et celui de Toussaint.

h. — *Diphthérie.* — Anatomiquement, la diphthérie se caractérise par une production morbide, la fausse membrane ou *couenne* initiale, en même temps que par diverses autres altérations organiques qui surviennent d'une manière plus ou moins régulière et constante et qui témoignent de l'envahissement de l'économie tout entière par un principe infectieux dont il s'agit de déterminer la nature.

----

(1) Voy. *Journal d'Hygiène* du 27 avril 1882, p. 204.

19

Ce qui frappe tout d'abord, dans l'étude du processus diphthéritique, c'est la constatation de la forme bénigne, locale, sans réaction générale sérieuse, à côté de la forme maligne, grave, généralisée et rapidement mortelle.

Dans les deux cas, les productions pseudo-membraneuses semblent dues à l'action spécifique de certains microbes. Toute la différence tient à l'invasion de ces microbes au sein de l'organisme dans la forme maligne, tandis qu'ils resteraient emprisonnés dans les mailles de la pseudo-membrane lorsque le mal n'entraîne que des symptômes locaux sans gravité.

Dans ce dernier cas, « les micrococcus, qui abondent dans les couches superficielles, sont de plus en plus rares, jusqu'à faire presque absolument défaut dans les parties profondes (des pseudo-membranes). » (1).

Dans les cas de diphthérie toxique, au contraire, les micrococcus « se retrouvent plus profondément, envahissent de proche en proche la muqueuse et les tissus sous-jacents et sont transportés jusque dans les viscères par le sang et la lymphe. »

Tels sont les résultats très-précis des recherches d'Œrtel, de Massiloff et de Letzerich qui

____

(1) Homolle, in *Revue des Sc. méd.*, t. VIII.

poursuivent les microbes jusque dans les fibres musculaires, les reins, les poumons et le tissu nerveux lui-même, leur faisant jouer un rôle capital dans les complications terribles de la diphthérie.

Ce qui paraît nettement démontré aujourd'hui, c'est que, dans les cas de diphthérie toxique, il existe des milliers de microbes dans le sang, la lymphe, les ganglions (adénite diphthéritique), le foie, les reins, les poumons, le cœur, etc. » (1).

Reste à déterminer la nature de ces microbes et à prouver la spécificité de l'un d'eux.

De nombreuses recherches ont été faites dans ce sens depuis le jour où Bretonneau tenta vainement d'inoculer la diphthérie aux animaux. Tigri (2), Letzerich (3), Trendelenburg, Œrtel (4), et, plus récemment, Zahn, Schweninger (5), Trasbot (6), Schültz et Kléber (7),

---

(1) Ch. Leroux, in *Journ. des con. méd.*, sept. 1881.

(2) *Bulletin de l'Acad. de Méd.*, 1866.

(3) 1874, *Berlin. Klin. Wochens.*, n° 4.

(4) Cités par Homolle, *loc. cit.*

(5) Cités par Thomas, *in Contrib. à l'étude anatomopath. de la diphth.* Thèse de Paris 1881.

(6) *Exp. sur la transmissibilité de la diphth. des volailles aux autres esp. in* Gaz. méd. 19 av., 1879.

(7) Voir *Gaz. des Hôp.* du 9 déc. 1880.

et bien d'autres, ont cru avoir découvert le microbe spécifique à la diphthérie. Mais il ne s'agissait en réalité d'aucune variété bien distincte, et les intoxications que ces divers observateurs parvenaient à produire expérimentalement rappelaient plutôt la septicémie que la diphthérie proprement dite.

On a le droit d'attendre mieux des recherches futures, après les travaux de M. Pasteur et de ses adeptes sur le charbon et le choléra des poules. Il est probable qu'on parviendra bientôt à découvrir le microbe spécifique de la diphthérie (comme celui de la plupart des maladies infectieuses), à l'isoler, à l'atténuer par des cultures successives et à préparer de la sorte le vaccin de la diphthérie.

i. — *Oreillons*. — « MM. Capitan et Charrin, se basant sur les analogies cliniques — nature épidémique et immunité ultérieure — que présentent les *oreillons* avec les maladies infectieuses, ont été amenés à rechercher l'existence de microbes dans les liquides provenant des malades atteints de cette affection. Ils ont recueilli, avec les précautions d'usage, du sang, de la salive et de l'urine de six malades. Dans le sang de tous ils ont constaté la présence de microbes en grand nombre, la plupart sphériques, parfois allongés en bâtonnets, mobiles et en général assez petits: Quant à la salive, ils y ont constaté, comme dans l'état normal, une grande variété de microbes parmi lesquels le plus grand nombre rappelait ceux du sang. L'urine, dans ces six cas, ne renfermait ni albumine, ni sucre et pas trace de microbes. Des préparations de sang ont été examinées par plusieurs membres de la Société (*Société de biologie, séance du 28 mai* 1881) qui ont nettement constaté les particularités indiquées dans cette communication. » (1).

j. — *Pyohémie spontanée.* — On a vu quelquefois survenir spontanément tous les symptômes de l'infection purulente chez certaines personnes surmenées par des fatigues successives ou débilitées par les privations. Cette *pyohémie spontanée,* qui présente une analogie si complète, au point de vue symptomatique, avec la pyohémie chirurgicale, ne peut que reconnaître la même cause génératrice. Ou la théorie des germes pèche par sa base, ou il est certain qu'une observation rigoureuse doit faire découvrir dans les humeurs de ces malades le même agent actif que dans la pyohémie or-

----

(1) *Gaz. des Hôp.*, n° du 31 mai 1881.

dinaire. Rappelons toutefois que la spécificité du vibrion pyogénique n'est pas entièrement établie et que Lister admet à côté de lui, comme causes de suppuration, le contact des corps étrangers et la tension excessive à l'intérieur des plaies. Quant au mode de pénétration des microbes dans le corps, il est plus facile d'admettre qu'ils puissent traverser les muqueuses, étant donnée la réceptivité bien connue particulière aux malheureux qui sont sous l'influence de la *misère physiologique*.

SECTION III

Septicémies puerpérales.

L'histoire des septicémies puerpérales se résume dans celle de l'*état puerpéral*, ou mieux encore de la *fièvre puerpérale*.

Elle peut être divisée en quatre époques principales.

La première s'étend depuis Hippocrate jusqu'au XVIIe siècle. Elle n'est marquée que par la constatation assez vague des dangers spéciaux qui menacent la femme après l'accouchement.

La seconde embrasse deux siècles entiers, le XVIIᵉ et le XVIIIᵉ. On considère, dès lors, la fièvre puerpérale comme un genre à part, avec le caractère épidémique qui s'y attache, et c'est Strohter et non Willis, ainsi qu'on l'a souvent dit mal-à-propos, qui, au commencement du XVIIIᵉ siècle, lui donna le nom qu'elle a continué à porter jusqu'à aujourd'hui. On n'a toutefois encore qu'une très-fausse idée de la nature de ces complications redoutables de l'accouchement, et c'est généralement à la métastase laiteuse que l'on reproche de produire sur l'utérus ces inflammations spéciales que l'on baptise volontiers du nom, aujourd'hui ridicule, de dépôts laiteux (Mauriceau, Puzos, Doublet, Doulcet, etc.).

La troisième période est marquée par la naissance de l'anatomie pathologique. Les efforts que l'on tente alors pour arriver à la localisation de la fièvre puerpérale aboutissent à la création de deux doctrines opposées : celle de la péritonite et celle de la phlébite et de la lymphangite utérines. La première, dessinée par Hunter, Johnston, Walther, Cruikshanks, est soutenue et développée par Pinel, Gasc, Broussais,

Laennec, etc.; la seconde fut inaugurée par les travaux de Dance sur la phlébite utérine, et par ceux·de Tonnelé, de Duplay et de Cruveilher sur la lymphangite.

Signalons enfin, en passant, l'assimilation (faite par ce dernier) de la femme en couches avec un blessé, idée déjà émise, au siècle précédent, par Van Swieten, et qui, de nos jours, a acquis tant d'importance.

Il faut arriver jusqu'en 1858 pour voir commencer la quatrième époque, avec la fameuse discussion qui eut lieu à l'Académie à l'occasion de la communication de Guérard.

Toute une phalange d'essentialistes, Dubois, Danyau, Depaul, Monneret, attribuent à la fièvre puerpérale tous les caractères des fièvres proprement dites et la considèrent comme une entité morbide.

Les localisateurs, au contraire, Velpeau, Grisolle, Béhier, Jacquemier, etc., soutiennent que le point de départ de la fièvre puerpérale n'est autre qu'une localisation inflammatoire, soit sur le péritoine, soit sur les lymphatiques utérins, soit sur les veines utérines, ou sur tous ces organes à la fois.

La doctrine pyohémique, défendue par MM. Woillemier et Bouchut, celle de la résorption putride imaginée par Hervez de

Chégoin et Dumont-Pallier, se rapprochent de plus en plus de la conception actuelle des accidents septicémiques qui ne frappent que trop souvent les nouvelles accouchées.

Enfin, lorsque M. J. Guérin, reprenant, en la renouvelant, l'idée de Van Swieten et de Cruveilhier, compare la plaie utérine à une plaie exposée et soutient que l'air peut y accéder chaque fois que l'utérus n'a pas subi un retrait suffisant, il établit la base sur laquelle l'école Pasteur va fonder la théorie parasitaire des diverses manifestations que revêt cette affection protéiforme que l'on appelle encore la fièvre puerpérale.

Quoi qu'il en soit, la théorie essentialiste a perdu beaucoup de terrain à l'heure qu'il est. C'est à tel point que M. Pajot s'écriait récemment, dans son langage pittoresque : « *la fièvre puerpérale doit être reléguée au Musée des Antiques.* »

Quant aux localisateurs, ils ont, presque tous, une tendance très-marquée à admettre la justesse de la comparaison que l'on a faite de la femme avec un blessé, et à considérer comme de véritables septicémies les complications de la période puerpérale. La lutte semble donc à peu près bornée, pour le moment, de même que pour les complications chirurgicales, sur le terrain brûlant de la nature du poison qui se forme à la surface de la plaie utérine. Il est donc évident que les divergences d'opinion sont ici les mêmes que celles que j'ai eu à signaler précédemment.

En ce qui concerne l'intervention du prétendu génie épidémique si souvent invoqué, il est beaucoup plus difficile, il faut l'avouer, de s'expliquer l'origine et le mode d'action du poison engendré sur la plaie utérine que de se rendre compte de sa transmission. Etant acquis, en effet, qu'une première femme est atteinte, il est aisé de comprendre que la main de l'accoucheur, des sages-femmes ou des élèves, ainsi que leurs vêtements et l'air lui-même, serviront d'intermédiaires entre cette femme et d'autres nouvelles accouchées. Telle est la doctrine des contagionistes que M. Le Fort a rapportée d'Angleterre et que, de concert avec M. Tarnier, il s'est efforcé d'acclimater en France.

Mais quelle est la nature du poison ? — Les contagionistes déclarent qu'ils n'en savent rien, mais affirment qu'il se forme une première fois de toutes pièces, *spontanément*.

Au contraire, les partisans de la théorie des germes soutiennent que cet agent peut être défini, et que d'ailleurs rien ne s'oppose, en principe, à ce que les germes, quels qu'ils soient, trouvent sur la plaie utérine un milieu aussi favorable à leur développement que sur les plaies exposées ordinaires, la possibilité de l'introduction de l'air à travers les voies génitales béantes ne faisant plus doute pour personne. Voici une preuve très-convaincante à l'appui de ce dernier fait. Il s'agit d'une femme, morte à Nancy dans le service de M. Feltz, dont l'observation fut communiquée à l'Académie, par M. Pasteur, le 10 juin 1879.

« ..... Déjà, deux jours avant la mort de cette femme, M. Feltz avait constaté la présence, dans son sang, de petits organismes immobiles, en chapelets ou en bâtonnets, qui, cultivés suivant la méthode de M. Pasteur et inoculés à des animaux, les avaient tués par infection. Les mêmes organismes se retrouvèrent également dans le sang après la mort, et M. Feltz les considéra comme représentant le poison spécial septicémique de la puerpéralité. Mais M. Pasteur, ayant demandé des échantillons de ces petits corps, *reconnut que c'étaient les mêmes qu'il avait étudiés dans le charbon*. M. Feltz s'étonna d'abord, car cette femme n'avait présenté aucun des signes du charbon, mais tous les symptômes classiques de la maladie puerpérale. Pour le convaincre, M. Pasteur dut lui envoyer trois cabiais inoculés l'un avec un liquide contenant des bactéridies provenant de la culture de celles de cette femme, et les autres des bactéridies provenant de la culture de celles de deux animaux charbonneux, le premier mort il y a trois ans à Chartres, et, le second tout dernièrement en Franche-Comté.

» Les cabiais moururent sous les yeux de M. Feltz, et il dut s'incliner : les lésions étaient identiques de part et d'autre, le sang avait le même aspect.

» On s'informa alors du passé de cette femme, et on sut que durant sa grossesse elle demeurait non loin de l'écurie d'un maquignon, écurie dans laquelle on ne se rappelait pas qu'il fût jamais passé d'animaux charbonneux; mais enfin la chose parut évidente : du moment où cette femme renfermait les bactéridies du charbon, elle était atteinte du charbon, elle en était morte, et elle n'avait pu en contracter le germe que par le voisinage de cette écurie. »

Plusieurs obsevateurs ont signalé la présence, dans les lochies, de nombreux microbes. Dès 1869, M. Delore affirmait que « toutes les fois que les femmes ont présenté des accidents à la suite de couches, il a rencontré des bactéries dans les lochies, le vagin, l'utérus et les exsudats péritonéaux. » Mais il n'a pu en dé-

couvrir dans le sang. Trois ans plus tard, le
Dr Orth a fait des découvertes analogues, mais
sans pouvoir bien spécifier la véritable nature
des parasites dont le microscope lui a révélé la
présence. De son côté, Heiberg, en 1875,
annonce que non-seulement il a trouvé des
protoorganismes dans la plupart des cas de
fièvre puerpérale, mais qu'il a pu encore les
suivre dans leur passage à travers les veines
et les lymphatiques.

A plusieurs reprises, mais surtout en 1879,
à propos de la discussion sur l'ostéo-myélite
et sur la septicémie puerpérale, M. Pasteur a
fait à l'Académie des communications dans lesquelles il démontre d'une façon péremptoire
l'existence des microbes tant dans les lochies
que dans le sang des femmes infectées. Ce n'est
pas toutefois l'examen direct de ce dernier fluide
qui lui a prouvé qu'il contient des microbes, et
le doute existerait encore dans son esprit s'il
n'était parvenu à cultiver dans un milieu convenable les corpuscules découverts dont l'évolution définitive produisait constamment un vibrion toujours identique. Chez une malade de
M. Hervieux, il put même annoncer de la sorte
l'apparition prochaine d'une fièvre puerpérale
qu'on n'avait pas soupçonnée, et donner ainsi
le moyen le plus sûr de montrer la réalité de

l'incubation. Il a renouvelé ces recherches, à diverses reprises, tant à l'hôpital Lariboisière que dans le service de M. Raynaud, et, chaque fois, il a obtenu le même résultat.

Cependant M. Pasteur, en présence des nombreux microbes trouvés dans les lochies, et malgré l'identité constante de celui qu'il a pu cultiver, n'affirme pas que la fièvre puerpérale soit due à un microbre spécifique. Aussi s'est-il bien gardé jusqu'à présent de tirer aucune conclusion définitive de ses recherches relativement à la fièvre puerpérale. Dans sa réponse à M. Hervieux (1), il se borna à signaler une première défaite de son contradicteur qui, dans une précédente séance, terminait son discours par ces mots : « Je crains bien de mourir sans voir le microbe de la fièvre puerpérale. » Le lendemain il montrait le microbe à M. Hervieux dans les lochies d'une malade choisie dans son propre service. Quant à savoir si ce microbe est le véritable agent de la septicémie puerpérale, il se demandera, jusqu'à nouvel ordre, si c'est la poule qui fait l'œuf ou l'œuf qui fait la poule. Toutefois il conseille, dès lors, aux cliniciens de tenir compte de cette présomption; car les microbes qui encombrent les lo-

____

(1) *Acad. de Méd.*, séance du 6 mai 1879.

chies ne sauraient être utiles dans aucun cas;
il est, au contraire, rationnel de penser qu'ils
sont nuisibles; mieux vaut donc les détruire;
et il suffit, pour y parvenir, d'appliquer des
compresses trempées dans une solution d'acide
borique et de faire des injections avec la même
solution.

Un peu plus tard, le 4 mai 1880, M. Pasteur fut cependant plus affirmatif, dans un Mémoire lu à l'Académie (1). Renonçant à l'idée d'un seul microbe spécifique, il tend à croire que plusieurs sont susceptibles de jouer un rôle dans la genèse des accidents, ce qui en expliquerait et la diversité d'allures et les degrés divers d'intensité. Ses nouvelles déductions portaient sur sept observations de fièvre puerpérale dont il fit l'analyse dans sa communication : « On range, dit-il, sous l'expression de fièvre puerpérale des maladies très-variées; mais toutes paraissent être la conséquence du développement d'organismes qui, par leur présence, infectent le pus, naturellement formé à la surface des parties blessées, et qui, de là, se répandent, sous une forme ou sous une autre, par telle ou telle voie, sang ou lympha-

____

(1) Ce Mémoire a pour titre : *De l'Extension de la théorie des germes à quelques maladies communes.*

tiques, dans telle ou telle partie du corps, et y déterminent des formes morbides variables avec l'état de ces parties, avec la nature des parasites et la constitution générale des sujets.

» Quelle que soit cette constitution, ne semble-t-il pas qu'en s'opposant à la production de ces organismes parasitaires vulgaires, la guérison pourrait avoir lieu dans tous les cas, excepté peut-être lorsque le corps renfermerait déjà, avant l'accouchement, par la présence d'abcès impurs, internes ou externes, des organismes microscopiques? » M. Pasteur en rapporte un exemple frappant, et il ajoute : « La méthode antiseptique me paraît devoir être souveraine dans la grande majorité des cas. Il me semble qu'on devrait, aussitôt après l'accouchement, commencer l'application des antiseptiques. »

A ces résultats cliniques sont venus se joindre des résultats expérimentaux bien propres à en doubler la valeur.

MM. Quinquaud et d'Espine ayant injecté, le premier quelques gouttes d'un liquide cueilli dans l'utérus d'une femme morte de péritonite puerpérale, dans l'utérus d'une chatte récemment délivrée, le second des liquides putrides, dans l'utérus d'une lapine accouchée artificiellement, ont vu se développer, dans chaque cas, les accidents d'une fièvre puerpérale mortelle. Des expériences analogues, plusieurs fois répétées depuis, ont constamment donné les mêmes résultats.

La seule remarque qu'il soit bon de faire à cet égard, c'est que l'autopsie des animaux ainsi morts de fièvre puerpérale provoquée, tantôt a démontré l'existence de toutes les lésions de la pyohémie, tantôt la non existence de lésions d'aucune espèce. Notons que, dans ces derniers cas, la marche de l'intoxication avait été des plus rapides. On ne peut s'empêcher de faire ici un rapprochement entre ces deux modes d'évolution de l'intoxication puerpérale et ceux de la pyohémie et de la septicémie aiguë chirurgicales.

Il faut enfin se demander s'il est indispensable, pour que la septicémie puerpérale soit communiquée à une nouvelle accouchée, que les germes infectants émanent toujours d'une femme atteinte de fièvre puerpérale. Ceux qui croient à un agent spécifique le soutiennent; mais on a la preuve aujourd'hui que l'infection peut avoir sa source dans des cadavres de personnes ayant succombé à des affections absolument étrangères à l'état puerpéral.

Et maintenant, quelles sont les principales

expressions cliniques de la septicémie puerpérale ?

Ce n'est pas ici le lieu, je crois, d'examiner
la question, trop peu éclairée encore, de savoir
si la *fièvre de lait*, au lieu d'être due à la *montée
du lait*, ne serait pas autre chose qu'une fièvre
d'infection légère, de même que la fièvre traumatique, au lieu de reconnaître pour principale cause la réaction du système nerveux
offensé, aurait pour point de départ un certain
degré atténué de résorption des produits toxiques de la plaie. Rien de bien définitivement
acquis à ce sujet. Toutefois, la multiplicité
même des causes qui favorisent l'apparition de
la fièvre de lait suffit à démontrer la complexité
de ce processus fébrile, et justifie pleinement
l'opinion avancée par M. Lucas-Championnière
qu'il serait plutôt l'expression d'un véritable
enchevêtrement de phénomènes.

Je passe donc tout de suite aux deux formes
vraiment incontestables de la septicémie puerpérale, qui sont : la *septicémie aiguë* et la *septicémie pyohémique*.

§ I

Septicémie puerpérale aiguë.

C'est la forme la plus habituelle de l'intoxication puerpérale, et, bien qu'elle coïncide le plus souvent avec l'apparition d'un processus inflammatoire localisé sur quelqu'un des organes pelvi-utérins, ils sont bien rares aujourd'hui ceux qui, à la suite de Piorry, oseraient encore soutenir qu'il ne s'agit, dans tous les cas, que d'une phlegmasie ordinaire. Il faut être, en effet, bien dominé par les exigences d'une théorie pour ne pas rester frappé des caractères infectieux spéciaux qui accompagnent l'inflammation locale d'une manière si évidente qu'ils dominent, on peut le dire, toute la scène pathologique. On retrouve ici constamment l'état typhoïde grave que nous avons vu donner un cachet si particulier à la septicémie chirurgicale. Aussi, au milieu des symptômes de la péritonite la plus aiguë, si douloureusement exprimée ordinairement, les femmes affectées en outre d'infection septicémique puerpérale restent dans l'indifférence la plus absolue, sont insensibles à ce qui se passe autour d'elles, et s'éteignent dans le sopor le plus complet.

La nécropsie permet d'ailleurs de constater, à côté de l'état poisseux du sang particulier aux cadavres des personnes mortes d'infection générale, l'existence de caillots sanguins ou de débris de placenta putréfiés dans un utérus flasque et non rétracté.

La septicémie puerpérale suit quelquefois une marche suraiguë qui emporte les malades en quelques heures. On ne peut mieux comparer cette forme qu'à l'infection que l'on provoque expérimentalement par l'injection, à dose massive, de sang ou de liquides putrides, dans les veines des animaux. Ces accidents terribles apparaissent le plus souvent presque aussitôt après l'accouchement et parfois même pendant le travail. Les malades sont pour ainsi dire sidérées, et, sans les phénomènes de dyspnée intense qui se manifestent le plus souvent, on pourrait croire que la sensibilité est plus profondément atteinte encore que lorsque la septicémie suit sa marche habituelle. Il est présumable que la dose du poison résorbé, au moment où les sinus utérins sont encore largement béants, a dû être énorme. Les résultats nécroscopiques sont négatifs, comme il est aisé de le comprendre étant donnée la rapidité foudroyante de ce genre d'intoxication.

Inutile de rien ajouter à l'exposition que nous

venons de faire des raisons qui plaident en faveur de la nature parasitaire des accidents infectieux de la période puerpérale.

§ II

Septicémie puerpérale pyohémique.

Les mêmes ressemblances et les mêmes différences existent entre la septicémie et la pyohémie puerpérales qu'entre la septicémie et la pyohémie chirurgicales. Ici encore, c'est un frisson violent qui ouvre la scène. Ce frisson se répète à intervalles irréguliers, et les malades, au lieu de rester indifférentes, se préoccupent vivement de leur état, se sentent envahies par une affection très-grave et sont tourmentées par une idée de fin prochaine malheureusement trop justifiée. Des congestions, allant souvent jusqu'à l'hémorrhagie, se produisent, non-seulement sur les organes génitaux, mais encore sur les divers viscères du ventre et de la poitrine. Il est remarquable, toutefois, que les abcès métastatiques s'y observent moins constamment que dans la pyohémie chirurgicale proprement dite, et que les collections purulentes ont une plus grande tendance à se localiser sur les articulations ou dans le tissu

musculaire lui-même. La peau est également,
dans un assez grand nombre de cas, le siège
de diverses phlegmasies. Mais la somnolence,
l'insensibilité et l'état comateux ne se produisent
qu'aux approches de la mort qui ne survient
guère qu'après dix ou quinze jours de maladie.

En somme, malgré quelques différences dans
les symptômes, qui s'expliquent d'ailleurs par
le siège particulier de la plaie, il existe une
analogie telle entre ces complications de la
plaie utérine et celles des plaies ordinaires que
leur assimilation s'impose en quelque sorte à
l'esprit. D'ailleurs le voisinage d'un foyer de
fièvre puerpérale n'est pas à redouter pour les
seules femmes en couches, et aucun chirurgien
n'ignore qu'il exerce la plus fâcheuse influence
sur la marche de la cicatrisation des plaies
dans une salle de blessés contiguë. Les observations qui le prouvent sont nombreuses et de
date antérieure au débat actuel : « Demandez,
dit M. J. Simon, à M. Nélaton s'il est en sécurité pour ses opérés quand la fièvre puerpérale
règne dans les salles de M. Dubois. Il vous
répondra que les phlegmasies des séreuses, des
synoviales, que la fièvre de résorption en un
mot, etc., sont alors la règle et que la moindre
opération à faire exige de sa part la plus grande
circonspection. Demandez à M. Jobert et à

M. Laugier si, alors que règne la fièvre puerpérale dans une des salles de l'Hôtel-Dieu, et
qu'on n'en sait rien encore dans leurs services,
ils ne s'aperçoivent pas, à leurs insuccès et à
la gravité que révèlent les plus minimes opérations, que l'épidémie a fait invasion. » (1).

Il est, par conséquent, bien démontré, depuis longtemps, que le poison miasmatique de
la fièvre puerpérale a prise sur les plaies ordinaires tout comme sur la plaie utérine; de
plus, il produit, dans les deux cas, des accidents infectieux cliniquement analogues. Tout
porte donc à croire que les complications puerpérales et chirurgicales sont dues à l'action des
mêmes microbes.

SECTION IV

Conquêtes thérapeutiques.

L'assimilation de la nouvelle accouchée à
un blessé ne doit pas seulement avoir pour effet

---

(1) J. Simon, *Thèse pour l'agrégation* — Paris.
Baillière, 1866; p. 118.

d'entraîner comme conséquence une conception théorique nouvelle sur l'origine et la nature de la fièvre puerpérale : il faut encore en tirer des déductions pratiques susceptibles d'interdire aux germes l'accès de la cavité utérine et de les détruire s'ils ont pu déjà s'y introduire.

Je n'ai pas besoin d'insister sur les motifs qui s'opposent à l'application du pansement ordinaire de Lister, et je me hâte d'ajouter qu'on n'a encore imaginé aucune méthode capable de le remplacer. Aussi, le traitement antiseptique, prophylactique ou curatif, des complications puerpérales septicémiques s'est-il borné jusqu'ici à l'application de quelques moyens capables de détruire les microbes qui ont pu envahir la cavité utérine. Ces moyens, on le devine aisément, consistent en des injections intra-utérines pratiquées avec les solutions réputées antiseptiques. En Allemagne, Munster, Schülein, Richter, etc., emploient couramment avec succès l'acide phénique. Cette pratique a aussi ses partisans dans les autres pays de l'Europe où la chirurgie listérienne a pris droit de cité. En France, même, on n'en est pas aux premiers essais, et nous sommes heureux de constater que partout les accoucheurs ont eu lieu de se féliciter des résultats ainsi obtenus, bien que tous ne s'expliquent pas de la même manière l'action de l'acide phénique, et que quelques-uns, s'obstinant à lui refuser une action microbicide dans le sens propre du mot, ne reconnaissent aux injections d'autre avantage que de permettre le nettoyage de la cavité utérine, d'opérer la coagulation des albuminoïdes et peut-être aussi de hâter le retrait de l'organe dans son ensemble.

Les autres antiseptiques ont été préconisés au même titre que l'acide phénique, notamment l'acide borique auquel M. Pasteur semble disposé, nous l'avons vu, à donner la préférence pour la pratique des injections intra-utérines.

En somme, le traitement antiseptique des septicémies puerpérales est encore loin d'avoir atteint le même degré de perfection et d'efficacité que celui des septicémies chirurgicales.

Le desideratum est beaucoup plus complet encore au point de vue des septicémies médicales. Ici, en effet, il ne suffit plus d'empêcher l'accès des germes sur une plaie ou de les y détruire lorsqu'ils ont pu s'y introniser; la difficulté est beaucoup plus grande puisqu'il s'agit de les poursuivre jusqu'au sein des fluides et des tissus de l'organisme. De nombreuses tentatives ont cependant été faites dans ce but; mais, il faut bien le dire, elles n'ont abouti jusqu'ici qu'à des résultats presque absolument négatifs. Le plus sûr est donc de s'opposer autant que possible à l'entrée des microbes au sein de l'économie en leur opposant d'énergiques mesures prophylactiques. Il est bon toutefois d'énumérer, en quelques mots, les efforts que l'on a tentés dans le sens de l'administration, à l'intérieur, des antiseptiques.

Sans doute, certaines substances sont incompatibles avec la vie des microbes ainsi qu'avec le développement de leurs germes. On le prouve aisément en mêlant, dans un bocal, une quantité suffisante d'acide phénique à un liquide putréfié ; mais il n'est pas aussi facile d'y parvenir dans un organisme vivant dont l'existence serait menacée par l'ingestion d'une trop grande quantité de la substance parasiticide, laquelle peut être d'ailleurs altérée par son mélange, dans l'estomac, avec les sucs digestifs. On conçoit, en outre, que sa diffusion dans toutes les parties du corps serait nécessaire pour aboutir à un résultat complet. Or, le mélange des antiseptiques avec le sang ne saurait se faire dans des proportions suffisantes sans produire une intoxication médicamenteuse non moins redoutable que celle qu'il s'agit de combattre.

Les quelques tentatives faites chez les animaux dans un but expérimental ont absolument échoué ; je citerai notamment celles de M. Picot qui s'est efforcé en vain d'arrêter la marche de l'infection, chez des lapins septicémiés, au moyen du silicate de soude introduit dans l'économie par diverses voies.

Les sulfites et les hyposulfites n'ont guère mieux réussi entre les mains de Polli. Quant à l'acide chromique, préconisé par M. Béchamp contre la fièvre typhoïde, il ne s'est pas montré moins infidèle, sans doute à cause de la rapidité avec laquelle il est éliminé. La créosote, employée dans le même but par MM. Pécholier et Morache, n'a pas justifié davantage l'espoir qu'on fondait sur elle. L'acide salicylique, très en vogue en ce moment, ne réussit non plus guère que dans les laboratoires de chimie. Binz, de son côté, a cherché à démontrer que l'action spécifique du sulfate de quinine contre les fièvres d'accès était due à l'effet destructif que ce sel exercerait sur les microbes qu'il présume être la véritable cause de l'infection. D'abord, cette dernière assertion n'est pas encore définitivement démontrée ; de plus MM. Vulpian et Bochefontaine ont montré qu'il faudrait employer des doses énormes de sulfate de quinine pour neutraliser leur action. Cependant les observations de M. Laveran permettraient de ne pas douter de la disparition des microbes dans le sang des malades, sous l'influence du sel quinique.

Inutile d'aller plus loin. Mieux vaut avouer tout de suite que le médecin reste désarmé jusqu'à nouvel ordre devant l'infection générale de l'économie, et que son rôle est encore à peu près borné à combattre de son mieux les symptômes.

Nous avons vu, en décrivant les pansements antiseptiques, qu'il n'en est pas de même en chirurgie, et que l'on peut aujourd'hui opérer pour ainsi dire en toute sécurité dans les milieux nosocomiaux les plus justement redoutés naguère des chirurgiens; c'est là un point acquis et qui se passe de commentaires.

CHAPITRE V

APPLICATIONS SPÉCIALES DE LA CHIRURGIE
ANTISEPTIQUE.

Il est évident que le chirurgien est obligé de
modifier ses procédés suivant les cas particuliers qui se présentent, quelle que soit la
méthode qu'il entende adopter. La chirurgie
antiseptique n'a pas échappé à cette nécessité.
Il s'en faut, en effet, que toutes les parties du
corps présentent des conditions analogues au
point de vue de leur forme, de leur situation,
de leur sensibilité, etc. Certaines d'entr'elles
offrent néanmoins des affinités naturelles ; c'est
ce qui va nous faciliter le groupement par ca-

tégories qu'il est indispensable d'établir tout d'abord.

Nous considèrerons donc les divers aspects sous lesquels se présente la chirurgie antiseptique suivant qu'elle est appliquée :

1° Au pansement d'une plaie traitée d'abord par les anciennes méthodes ;

2° Aux fractures compliquées de plaie, spécialement dans la chirurgie militaire, et à l'ostéotomie ;

3° Aux lésions articulaires et aux résections ;

4° Aux opérations qui intéressent le péritoine ;

5° Aux pratiques chirurgicales relatives aux organes génitaux de la femme ;

6° Enfin, à quelques affections isolées.

§ I

Soit que le pansement antiseptique n'ait pas été appliqué au début, soit qu'il l'ait été d'une façon défectueuse, on peut être appelé à panser, selon les rigoureux procédés de Lister, une plaie qui a déjà subi le contact de l'air ou qui a suppuré. Fort heureusement, il est encore possible de la débarrasser suffisamment de toute impureté pour mener à bonne fin un traitement antiseptique.

Si la plaie est récente, si elle est encore

saignante, ou si du moins elle ne présente pas de granulations, il suffit, le plus souvent, de la déterger complètement avec la solution phéniquée forte, ou même, si on le juge nécessaire, avec une solution plus caustique encore (au dixième, par exemple).

Mais si la plaie a déjà suppuré depuis un certain temps, si surtout elle est compliquée de fistules dont il est impossible de débarrasser le champ opératoire, il devient indispensable de détruire, par un raclage minutieux, toutes les granulations et toutes les fongosités qui existent à sa surface. Ce difficile *ramonage* ne peut guère être exécuté qu'à l'aide de la cuillère tranchante de Volkmann aidée quelquefois de bons ciseaux courbes.

Lorsqu'on est sûr d'être arrivé à un résultat complet, il est encore indispensable d'exercer sur la surface saignante ainsi obtenue une action antiseptique puissante. Dans les cas ordinaires, la solution phéniquée forte est suffisante; mais lorsqu'il s'agit d'une fistule ou d'un clapier profond, on est obligé d'avoir recours à l'injection d'une solution de chlorure de zinc à 8 %.

Il en est de même, disons-le en passant, chaque fois que le pansement rigoureusement aseptique ne peut être appliqué, comme dans le voisinage des orifices naturels, par exemple.

§ II

Lorsqu'une fracture compliquée de plaie vient de se produire, ainsi que cela arrive si fréquemment sur le champ de bataille, « le sort d'un blessé dépend presque entièrement du médecin qui soigne la plaie pendant les premières heures (Nussbaum). » On comprend, en effet, combien il est indispensable de s'opposer tout de suite à l'infection d'une plaie irrégulière et anfractueuse, et de l'empêcher d'entrer en suppuration. Sans donc avoir à se préoccuper d'environner la blessure, comme dans les cas ordinaires, d'un nuage phéniqué, puisque la plaie a déjà subi le contact de l'air, il faut considérer seulement qu'on a de grandes chances d'intervenir assez à temps pour que les germes qui peuvent s'être déjà mêlés au sang ou à la lymphe soient détruits avant d'avoir produit leur action toxique, et qu'il importe de se hâter, par conséquent, de purifier parfaitement la surface de la plaie jusque dans ses plus profondes anfractuosités. On pratiquera donc de larges lavages avec l'eau phéniquée, soit à l'aide de l'éponge, soit au moyen d'un appareil à injection quelconque. Si on a lieu de supposer que la plaie est déjà empoisonnée, la solution phéniquée devra être choisie plus concentrée (jusqu'au cinquième dans l'alcool), à la condition rigoureuse de l'employer avec la plus grande modération.

Le drainage devra également être entouré des plus minutieuses précautions, comprendre autant de tubes qu'il y a de cavités, et, de plus, être favorisé par une compression modérée en regard des parties où le pus pourrait séjourner.

Le reste du pansement est établi comme de coutume ; on devra toutefois le combiner avec l'appareil plâtré et fenêtré de préférence à tout autre appareil solide.

Enfin on comblera les vides, s'il en existe, avec l'ouate salicylée ou la jute, et l'on s'attachera, à chaque pansement nouveau, à réaliser l'occlusion exacte de chacune des fenêtres de l'appareil, en recouvrant celui-ci, dans son entier si c'est nécessaire, d'un second imperméable.

On obtient le plus souvent ainsi des résultats vraiment merveilleux qui justifient les tentatives les plus audacieuses de chirurgie conservatrice.

A l'appui de cette thèse, je crois utile de citer ici quelques observations :

OBS. I. — Un homme de 31 ans entre le 10 juin à Lariboisière, dans le service de M. Lucas-Championnière. Cet homme a eu la main gauche prise sous un marteau-pilon. Au premier abord, cette main n'a plus forme humaine : écrasement des métacarpiens, détachement de la peau de la paume, écrasement complet de plusieurs doigts. On peut considérer ce cas comme entraînant l'amputation de l'avant-bras. — Le 11 au matin, M. Lucas voit le malade, fait remarquer que les désordres sont très-étendus, qu'il faudrait remonter bien haut pour une amputation dans les tissus sains. Il ajoute qu'il est impossible de déterminer l'étendue des parties mortifiées; qu'en attendant l'élimination des parties détruites, le malade gardera une partie de sa main toujours utile. Il croit que par le pansement fait avec l'acide phénique dilué, on peut garantir le malade contre les complications inflammatoires, fusées purulentes, etc. Toutes les parties sont lavées avec une solution forte, en prenant bien soin d'en imprégner toutes les plaies, tous les foyers de fracture, puis on place de la charpie imbibée de solution faible, puis une toile gommée. — Chaque jour la même manœuvre est faite. — Tous les foyers de la paume de la main se referment, il y a à peine de suppuration, jamais d'odeur, aucun accident du côté de l'avant-bras. — Le 15 juillet, on voyait toutes les parties à éliminer. L'index était tombé, le médius tenait encore, mais mortifié, et avec lui la moitié de l'annulaire et deux phalanges du petit doigt. La main était toute cicatrisée, le pouce intact. En définitive, cet homme conservait un membre très-utile, sans avoir eu à aucun instant de suppurations profuses, ni souffert. Dès le premier jour, toutes les parties s'étaient comme momifiées.

Obs. II. — Le 25 avril 1876, on apporte dans le

service de M. Tillaux un homme de 36 ans, camion-
neur, qui, luttant avec son cheval, venait d'avoir le
coude droit luxé. Luxation avec plaie; l'extrémité inférieure de l'humérus entièrement sortie de la plaie
interne fait en dedans une saillie considérable; des
lambeaux de muscles déchirés pendent au dehors,
toutes les parties sont très-contuses, énorme épanchement sanguin; emphysème sous-cutané. M. Lucas-
Championnière, appelé en l'absence de M. Tillaux,
regrettant de ne pas avoir les éléments d'un pansement de Lister, fait endormir le blessé, réduit la
luxation et injecte largement l'articulation déchirée
et toutes les parties environnantes avec la solution
phéniquée forte. Puis il applique des ronds d'agaric
trempés dans l'eau phéniquée et par-dessus une masse
d'ouate; pansement provisoire. Le 26, M. Tillaux voit
le malade, et n'ayant pas encore eu l'occasion d'employer le pansement antiseptique, applique un pansement ouaté parfaitement exécuté, excellent pansement pour les plaies articulaires. — Après quelques
jours, la température du malade s'élève au-dessus de
39°, et il souffre beaucoup. — Le 4 mai, l'appareil
est enlevé. Suppuration, abcès communiquant avec
le coude, incision, cataplasmes; gouttière. — La suppuration s'étend, des décollements se font, la situation du blessé est très-grave; incisions, injections
désinfectantes d'alcool camphré. — Le 16, M. Lucas,
en prenant le service, constate, avec M. Tillaux, un
état très-grave. Il fait des débridements multiples,
injecte chaque jour les foyers et l'articulation avec la
solution forte; on panse avec une masse de charpie
imbibée de solution faible. — L'amélioration est très-
rapide, *immédiate* pour l'état local et pour l'état gé-

néral. — Le 3 juin, un érysipèle survient ; même traitement. Celui-ci guérit le 17 juin. L'état local est très-favorable....... Le 6 juillet, il n'y a plus qu'une petite plaie au niveau de l'olécrane. Le malade va en convalescence à Vincennes. L'avant-bras est demi fléchi dans la pronation ; le coude a quelques mouvements de flexion ; la main est bien libre et mobile et le malade a pu écrire devant nous. Les muscles de l'avant-bras sont vigoureux.

Quand on songe à la gravité du cas, qui a fait douter au début de la possibilité de conserver le membre, à la violence des poussées inflammatoires subitement enrayées, à la conservation d'une partie des mouvements pour lesquels il y aura encore progrès, on avouera avec tous ceux qui ont observé le cas, qu'il y a une supériorité du procédé suivi sur ceux communément employés dans nos hôpitaux.

Ces deux observations sont tirées du *Journal de Méd. et de Chir. prat.*, n° d'août 1876.

A la Société de Chirurgie (séance du 27 février 1878), M. Verneuil déposait sur le bureau la thèse de M. Vitu *Sur le pronostic des fractures compliquées traitées par la méthode antiseptique.* A cette occasion, M. Boinet déclara qu'il acceptait le traitement antiseptique, insistant seulement sur ce fait que M. Vitu aurait pu trouver dans la pratique des chirurgiens français la démonstration de son utilité, sans s'attacher, comme il l'a fait, à ne faire

connaître que des résultats pris aux cliniques
étrangères. Pour son propre compte, M. Boinet
a mis largement à profit le pansement antiseptique, dans les ambulances, pendant le siège
de 1870. Voici les résultats qu'il a obtenus en
ce qui concerne les fractures comminutives :
sur quarante-huit de ces fractures, il n'a fait
que six amputations (avec des résultats assez
favorables), et a traité les quarante-deux qui
restent par la même chirurgie conservatrice,
trente-deux ont guéri.

Sur ces 42 fractures comminutives :

13 appartenaient au membre supérieur, 4 gué-
    risons pour le bras, 6 pour l'avant-bras.

8 appartenaient à la cuisse,   6 guérisons.

5   —   au genou,   3

12   —   aux jambes, 10

4   — ·   aux pieds,   4

Plût à Dieu que tous nos chirurgiens eussent
été, à cette lugubre époque, aussi bien ins-
pirés que M. Boinet! Nul doute qu'à l'avenir la
chirurgie militaire ne profite largement de ce
progrès, et que les amputations, pratiquées
jusqu'à présent, on peut le dire, à tort et à
travers, sur les blessés militaires, ne deviennent de plus en plus rares, surtout si on a le
bon esprit de mettre dans le sac de chaque

soldat en campagne un tampon d'outate salicylique. Tel est le judicieux conseil qu'ont
donné divers chirurgiens allemands, afin que
tout soldat blessé puisse lui-même appliquer sur
la plaie un pansement provisoire qui la protège
jusqu'à ce qu'un pansement définitif puisse être
fait à l'ambulance

Quant à l'ostéotomie, employée depuis quelques années en Allemagne pour remédier aux
déviations rachitiques, elle a été l'objet d'une
grave discussion à la Société de Chirurgie à
l'occasion d'un Mémoire adressé à cette Société
par M. Boeckel — M. Tillaux, rapporteur.
Malgré les beaux résultats obtenus à l'étranger,
cette méthode n'a reçu chez nous qu'un médiocre accueil, et la plupart de nos chirurgiens
l'ont vivement critiquée.

Quoi qu'il en soit, M. Boeckel, dans son
Mémoire, rapportait neuf tentatives personnelles, toutes suivies de succès ; il avait en
outre réuni trente-quatre observations semblables dues aux cliniques anglaises et allemandes,
toutes relatives à des enfants de 15 mois à 7 ans.
Voici en quoi consistent ces opérations : « Dans
les cas de déviation extrême, M. Boeckel essaie
d'abord le redressement normal, qui peut réussir
si les os sont encore mous. S'ils sont trop durs, il
cherche à les briser par les procédés d'ostéoclas-

tie connus; et, s'il ne peut y parvenir, il incise la peau jusqu'au périoste qu'il décolle. L'os est ensuite sectionné avec la gouge et le marteau (on ne doit jamais employer la scie qui peut amener des accidents) et la plaie est pansée par la méthode de Lister. Quand elle est cicatrisée, on opère le redressement. Billroth ne sectionne pas complètement l'os et l'entame seulement assez profondément pour que le redressement puisse ensuite se faire facilement. Dans les cas où la courbure est antéro-postérieure, on est obligé d'exciser un fragment de l'os pour que le redressement puisse se faire. » (1).

La question s'est de nouveau posée devant la Société de Chirurgie, à propos d'une observation d'ostéotomie pratiquée avec succès (en France, cette fois) pour remédier à un genu valgum, et présentée par M. Beaugrand (du Havre) — M. Terrillon, rapporteur.

Il s'agit d'un jeune homme de 17 ans, blond, maigre, ayant joui, dans son enfance, d'une bonne santé, qui, à l'âge de treize ans, sans cause apparente, vit se former une incurvation du coude droit. Un an plus tard, il ressentait de violentes douleurs dans la jambe droite, qui ne tarda pas à présenter une certaine dé-

---

(1) *Journal de Méd. et de Chir. prat.*, nº de mars 1876.

viation. La jambe gauche fut prise à son tour. La première en vint à présenter une incurvation telle qu'elle formait avec la cuisse un angle de 140 degrés. Le pied était dans l'abduction. La claudication était très-marquée. Dans la marche, le genou malade venait heurter le genou gauche. M. Beaugrand pratiqua, le 10 juillet 1880, l'opération suivante : incision sur la partie interne de la cuisse; section lente et méthodique du condyle avec le ciseau et la gouge; les trois quarts de l'os furent intéressés; fracture au même niveau. Le membre est placé dans un appareil plâtré; la méthode de Lister est appliquée dans toute sa rigueur; les suites furent aussi bénignes que possible. Vingt-huit jours après l'opération, la cicatrisation était complète.

« Dans un premier rapport sur le même sujet, M. Terrillon était arrivé à cette conclusion que la méthode de Delore, le redressement brusque, était préférable à toute autre méthode, et il semblait qu'avec l'appareil redresseur récemment inventé par M. Collin on pût toujours arriver au redressement. Il n'en est pas toujours ainsi; on rencontre, dans certains cas, les plus grandes difficultés pour le redressement brusque. C'est surtout dans ces cas exceptionnels que l'ostéotomie peut rendre de grands services. » (1).

Deux ans auparavant, M. Beaugrand avait

____

(1) *Gaz. des Hôp.*, n° du 2 avril 1881.

pratiqué une opération semblable, également heureuse dans ses résultats et en avait fait part à la Société de Chirurgie. C'est là, il faut le reconnaître, un début très-encourageant, et, bien qu'il soit indispensable de posséder de plus nombreux documents pour que l'opinion soit fixée d'une façon définitive, il n'en est pas moins établi, dès à présent, que l'ostéotomie peut être mise en pratique pour remédier au genu valgum dans les cas où les procédés ordinaires (redressement brusque, application du redresseur, etc.) sont restés sans résultat.

§ III

Les lésions articulaires ont été, de tout temps, l'effroi des chirurgiens. L'arthrite traumatique, l'infection purulente, les suppurations interminables en dedans et en dehors de l'articulation; telles étaient les redoutables complications avec lesquelles on avait presque toujours à compter, et qui emportaient les blessés dans des proportions vraiment lamentables.

Sans doute, dans de bonnes conditions de milieu, on avait le droit de s'attendre à quelques guérisons. Mais, même dans les cas les plus favorables, l'ankylose, et, par conséquent, l'abolition des fonctions de l'articulation était la règle absolue.

Rien n'est donc plus capable de proclamer bien haut les avantages de la méthode antiseptique que les succès à peu près constants de son application aux lésions articulaires. C'est ici, on peut le dire, que la chirurgie antiseptique triomphe complètement : plus d'arthrite, plus de suppuration, et, par conséquent, plus d'infection purulente. En un mot, ce n'est plus la mort, mais la guérison qui est la règle, et la guérison sans ankylose, l'articulation reprenant bientôt un jeu libre et régulier.

En face de ces résultats inouïs, a-t-on le droit de blâmer les chirurgiens qui, les premiers, n'hésitèrent pas à ouvrir largement les plus grandes articulations dans un but thérapeutique quelquefois peu important? — Nullement. Cette audace ne leur est venue qu'après qu'ils ont eu constaté l'innocuité relative des plaies les plus irrégulières et les plus compliquées traitées antiseptiquement.

C'est du reste M. Lister qui a donné l'exemple en ouvrant largement l'articulatian tibio-tarsienne dans un cas de luxation irréductible du pied en dehors. Le cal vicieux déjà formé fut enlevé, le pied redressé, et la guérison se produisit sans suppuration. Ce chirurgien a fait depuis diverses opérations de ce genre avec le même succès, et un grand nombre d'autres n'ont eu qu'à se féliciter d'avoir imité sa pratique.

C'est à tel point que ceux qui sont bien familiarisés avec la méthode de Lister n'hésitent plus à ouvrir largement les articulations pour en extraire les corps étrangers. Cette opération, autrefois si meurtrière qu'elle était regardée comme plus grave que l'amputation de cuisse au tiers supérieur, est devenue en quelque sorte inoffensive. M. Saxtorph, sur 12 cas qu'il a publiés, n'a eu qu'un seul échec; encore ce cas malheureux est-il bien fait pour démontrer la puissance du pansement antiseptique, puisque la mort, due à l'infection purulente, n'a pas eu d'autre cause que l'imprudence du malade lui-même qui avait eu la malencontreuse idée de défaire son pansement. M. Marwel, de Londres, a eu aussi de très-beaux succès qui lui ont permis de publier, dans le *British médical journal*, en 1876, une étude fort intéressante sur le pansement antiseptique.

En France, divers chirurgiens n'ont pas été moins heureux, et je ne puis résister au désir de rapporter ici quelques observations très-remarquables d'arthrotomie antiseptique.

Obs. I. — Le nommé L. P..., 51 ans, entre à l'hôpital Lariboisière le 7 août 1876, pour une hydarthrose du genou gauche due à l'existence d'un corps étranger mobile dans l'intérieur de l'articulation, qui se trouva un beau matin fixé à sa partie postérieure, au fond du creux poplité, où il occasionna aussitôt d'intolérables douleurs. « Les choses s'étant maintenues en l'état plusieurs jours, M. Lucas-Championnière résolut d'en opérer l'extraction dans cette région..... Le 28 octobre, le malade ayant été endormi, et toutes les précautions de la méthode antiseptique étant prises, le chirurgien fit une incision dans le creux poplité, vers le côté externe. L'incision dut être conduite à une grande profondeur, jusque sur la face postérieure de l'articulation. On put sentir alors le corps très-mobile, et de crainte qu'il n'échappât, une forte pince de Museux fut fixée à travers les tissus fibreux articulaires sur le corps. Une longue incision fut faite à la capsule articulaire, le corps mobile fut saisi avec une pince à griffe, la pince de Museux fut déplacée et le corps étranger fut attiré en dehors. Il s'écoula à ce moment une quantité assez importante de liquide synovial et visqueux. Le fond de la plaie parfaitement lisse fut exploré avec le doigt. Toute la cavité de la plaie fut lavée soigneusement avec la solution phéniquée forte. Un drain fut placé debout jusqu'au fond de la plaie ; on fit trois points de suture au-dessus et le pansement fut appliqué suivant toutes les règles. — Immobilisation du membre dans une gouttière. — Le lendemain, un peu de malaise ; la température monte à 38°,5 ; mais elle retombe, le jour suivant, à 37°,5 et ne remonte plus que jusqu'à 38°. — Le 30 octobre, le pansement fut défait. Pas de suppuration à proprement parler. Dans le tube et dans la plaie, quelques gouttes de liquide louche ; le tube est raccourci et replacé au fond de la plaie. Deux jours après, nouveau pansement ; même aspect. Le neuvième jour, pansement nouveau ; peu d'écoulement ; pas de glonflement, le tube est retiré. Huit jours après, le pansement est levé de nouveau. La plaie est complètement fermée ; on ne panse plus que le point où passait le tube, qui bourgeonne un peu. Le membre est laissé libre dans le lit. Au bout de quelques jours le malade marche dans la salle, sans autorisation, et quitte bientôt l'hôpital pour reprendre ses occupations. » (*Journal de Méd. et de chir. prat.*, août 1877).

Obs. II. — M. Nicaise présente, le 10 août 1881, à la Société de chirurgie, un malade auquel il avait enlevé, quinze jours auparavant, un volumineux corps étranger.

Cet homme, il y a plusieurs années, est tombé d'une vergue sur le pont d'un navire. Il a eu, à la suite de cette chute, des lésions graves du genou gauche, et, peu de temps après, il a senti un corps mobile dans le genou droit. Il n'a pas tardé, en effet, à présenter tous les signes d'un corps étranger intra-articulaire. Il y a deux ans, le corps occupait la partie inférieure de l'articulation ; puis il était remonté à la partie supérieure. Ce malade est entré le 20 juillet dans le service de M. Nicaise, qui, après avoir pris toutes les précautions antiseptiques, fit une incision à la partie supérieure et externe. Il arriva ainsi, couche par couche, jusque sur la synoviale. Avant d'ouvrir celle-ci, il eut soin d'attendre que tout écoulement sanguin eût cessé. La synoviale ouverte, il put extraire le corps étranger sans difficultés. Il referma la plaie par trois points de suture et appliqua un pansement antiseptique. Les points de suture furent enlevés le troisième jour. La réunion était complète; le membre fut placé dans une gouttière. Le sixième jour, le malade commençait à faire des mouvements, et se levait, le dixième jour, complètement guéri. (*Gaz. des Hôp.* du 13 août 1881).

Obs. III. — Le 28 juillet 1880, M. Nepveu lisait à la Société de chirurgie un rapport sur une communication de M. Houzel (de Montreuil-sur-Mer) relative à l'extraction de corps étrangers du genou. Il s'agit d'un homme de 70 ans, qui, depuis 23 ans, portait des corps étrangers dans le genou gauche et qui était atteint d'une arthrite sèche considérable. L'opération fut très-simple et les résultats des plus satisfaisants.

M. Nepveu rapproche de ce fait les différents cas d'extraction de corps étrangers du genou qu'il a pu réunir, et l'examen de ces différents cas d'arthrotomie lui a prouvé que la proportion des terminaisons funestes a baissé notablement depuis l'emploi de la méthode de Lister.

Boeckel (de Strasbourg), étudiant, dans de très-remarquables articles (1), la question de l'arthrotomie antiseptique, fait connaître les importants résultats de sa propre pratique. En résumé, dit-il, « je note 20 cas d'arthrotomie,

---

(1) Voy. *Gaz. des Hôp,,* décembre 1881 et janv. 1882.

dont 10 sur des adultes de 15 à 60 ans, et 10
sur des enfants de 2 à 14 ans :

Epaule,	1 cas (adulte de 60 ans).
Coude,	1 cas (adulte de 14 ans).
Pouce,	1 cas (enfant).
Cou-de-pied,	1 cas (enfant).
Poignet,	5 cas (2 adultes, 3 enfants).
Genou,	11 cas (7 adultes, 4 enfants).

» Dix-sept fois le résultat définitif a été parfait, c'est-à-dire que les mouvements ont été
conservés en totalité. Trois fois il y a eu une
ankylose, dans des arthrotomies du genou...
j'ai démontré plus haut que ces insuccès relatifs
ne sauraient en bonne justice être mis sur le
compte de l'opération.

» Sous le rapport de la suppuration, en ex-
ceptant les opérés non pansés strictement
d'après Lister, je note : 12 cas où la suppuration a été nulle, 3 où elle a été minime, 3 où
elle a été abondante. Enfin, en ce qui concerne
la durée du traitement, je ferai remarquer que
la moyenne a été de 11 jours et demi dans le
cas de la première série, le maximum étant de
21 jours, le minimum de 5 ; de 43 jours dans
la 2ᵉ série ; de 2 mois enfin dans la troisième
catégorie.

» En terminant, je dirai qu'avec les anciens

pansements, on n'aurait jamais obtenu vingt succès sans une seule mort, sur une série de vingt plaies articulaires graves. Si mon appréciation est fausse, que les détracteurs de la méthode veuillent bien me le prouver. »

Rien ne pourra certainement ramener les chirurgiens aux anciens procédés, même à celui de Goyrand. Celui-ci constituait cependant un progrès très-sérieux, mais il était encore trop infidèle pour ne pas inspirer les plus vives appréhensions à tous ceux qui étaient obligés de le mettre en usage. Il n'était pas d'ailleurs sans présenter de très-sérieuses difficultés d'exécution. La nouvelle méthode ne peut donc manquer de le faire oublier complètement, puisqu'elle offre plus de facilité en même temps qu'une très-grande sécurité. La précaution la plus importante, lorsqu'on entreprend cette opération, est de pratiquer une très-large ouverture. Le drainage doit être fait aussi avec un soin extrême, de même que pour toutes les plaies irrégulières et anfractueuses. Inutile d'ailleurs d'injecter la solution phéniquée dans l'articulation. La plaie sera simplement lavée et ses bords suturés en autant de points qu'il sera nécessaire, en ayant soin de prendre une forte épaisseur des tissus articulaires qui ont une tendance particulière à se couper.

Il est encore arrivé souvent à M. Lister d'ouvrir les articulations dans les cas de fractures articulaires, de déviation des membres ou de fractures de la rotule lorsque les deux fragments sont très-écartés. Volkmann, de son côté, n'a pas hésité à ouvrir l'articulation de la hanche pour une luxation coxo-fémorale datant de deux mois. -

On est allé plus loin. Devant cette quasi-innocuité de l'ouverture des articulations, on n'a pas craint de la pratiquer pour guérir radicalement certaines hydarthroses anciennes et absolument rebelles à tout autre traitement.

L'articulation ouverte, le chirurgien promène ses doigts dans la cavité pour la vider entièrement, et, après avoir assuré un drainage complet, réunit la plaie comme de coutume et applique le pansement. — Quelque audacieuse que soit cette opération, elle a cependant été tentée en France, et réussie par MM. Panas et Nicaise. Ce dernier a présenté à la Société de Chirurgie (séance du 16 novembre 1881) un jeune homme de 18 ans atteint depuis 4 ans d'hydarthrose double qui avait résisté à tous les traitements. En juin 1881, arthrotomie du genou gauche et injection phéniquée (au 40ᵉ) dans l'articulation; tube à drainage. Premier pansement 48 heures après; enlèvement du tube le quatrième jour; gouttière supprimée le dixième ; guérison complète en dix-neuf jours. Le 18 octobre, même opération sur le genou droit ; guérison en quinze jours. La méthode antiseptique avait été employée dans toute sa rigueur. Le malade n'a aucune raideur articulaire.

Les novices ne peuvent qu'être stupéfiés d'une pareille audace, et, avouons-le, il faut être bien sûr de soi pour oser courir les risques d'une telle opération en pareil cas. Il est prudent, ce me semble, d'imiter la conduite de Boeckel et de tenter d'abord la ponction articulaire suivie du lavage antiseptique recommandée par Schede (de Hambourg).

« On l'exécute de la manière suivante : un trocart est introduit au côté externe de l'article dont on désire évacuer le contenu ; il est important de choisir un trocart de fort calibre, car le liquide qu'il s'agit de retirer contient souvent des flocons de fibrine, de véritables grumeaux qui boucheraient infailliblement la lumière d'un instrument de dimension moindre, et l'opération se trouverait compromise. La sérosité écoulée, on injecte dans l'articulation une quantité égale de solution phéniquée forte, qu'on laisse séjourner de 3 à 5 minutes, de manière à bien modifier la surface interne de la synoviale. On la laisse couler à son tour, et on répète la même manœuvre jusqu'à ce que le liquide sorte clair. A la suite de cette opération, la réaction est variable : dans certains cas, elle est absolument nulle ; dans d'autres elle est très-vive et se manifeste par une assez forte élévation de la température, une cuisson dans le genou, qui cèdent l'une et l'autre au bout de quelques jours. Quant à la récidive, je ne l'ai jamais vue survenir sur un total de vingt opérés. » (1).

On comprend que l'hésitation soit moindre lorsqu'il s'agit de porter remède à une maladie articulaire plus grave, telle, par exemple, qu'une arthrite suppurée. Il faut inciser hardiment la synoviale et introduire sans crainte des éponges phéniquées dans l'intérieur même de l'articulation qui sera ainsi nettoyée avec le plus grand soin. On pourra même, si c'est nécessaire, exercer contre les parois un véritable frottement. Ensuite, les éponges étant retirées, on injectera en abondance la solution phéniquée forte, sans se préoccuper de l'hémorrhagie en nappe que ces diverses manœuvres provoquent habituellement. La plaie est ensuite drainée, réunie et pansée comme précédemment.

M. Lucas-Championnière, qu'il faut toujours

---

(1) Voir *Gaz. des Hôp.*, n° du 15 déc. 1881.

citer en première ligne chaque fois qu'il est question de l'introduction en France des procédés listériens, rapporte, dans son beau livre sur la chirurgie antiseptique, en outre de celles que j'ai mentionnées plus haut, quatre autres observations personnelles d'ouverture articulaire du genou dans des cas graves d'arthrites suppurées (1).

M. Lister, M. Saxtorph et plusieurs autres chirurgiens ont réussi de la sorte à améliorer et à guérir complètement des tumeurs blanches. Mais la question n'est pas encore suffisamment éclairée à ce point de vue, et il y a peut-être à redouter la durée interminable d'une pareille maladie, la réparation articulaire ne pouvant être attendue qu'après de très-nombreux pansements.

La question des résections articulaires est bien autrement avancée. Sans doute, dès avant la première apparition des procédés antiseptiques, un grand nombre d'opérations de ce genre avaient déjà été tentées avec plus ou moins de succès. Mais les audaces de la chirurgie conservatrice s'arrêtaient généralement, en France du moins, devant l'aléa vraiment formidable des lésions de certaines articula-

---

(1) Lucas-Championnière, *loc. cit.* p. 175 et suiv.

tions, et en particulier de celles du genou, de la hanche et du poignet. Au sujet de la résection de la hanche, M. Ollier a fait connaître au congrès de Reims de 1880, les résultats de sa pratique. Extrêmement grave chez l'adulte, le pronostic de cette opération est infiniment moins sombre chez les enfants. Sur onze cas, M. Ollier a eu quatre guérisons par la rugination et quatre par la résection; trois étaient encore en traitement.

Il était réservé à la chirurgie antiseptique de lever tous les doutes et de mettre fin à toutes les hésitations. Avec elle, en effet, plus de ces dangers immédiats, plus de longues suppurations, plus de ces fistules interminables dont les conséquences redoutables n'étaient que maigrement compensées par la conservation problématique d'un membre important.

Ces opérations présentent quelques particularités qu'il est bon de signaler. D'abord, on a souvent affaire à des arthrites suppurées compliquées de fistules. L'air ayant pu pénétrer par ces ouvertures jusque dans la cavité articulaire, il est évident qu'on aura plus de précautions à prendre pour obtenir une asepsie rigoureuse, puisque l'on aura à débarrasser une surface ulcérée considérable de tous les germes qu'elle peut avoir reçus. De plus, on doit s'attendre, comme toujours, à une réaction inflammatoire si faible qu'il faut s'en préoccuper au point de vue de la cicatrisation osseuse, afin d'éviter la formation d'une pseudarthrose que ce défaut de réaction inflammatoire ne manquerait pas de favoriser. La chirurgie antiseptique est ici en défaut par l'exagération même de l'un de ses avantages les plus marqués. Volkmann ne voit pas de meilleur moyen pour prévenir cet accident que de pratiquer la suture osseuse au moyen du catgut, substance qui a sur les fils métalliques l'avantage de pouvoir rester dans la plaie.

Dans tous les cas, il faut enlever minutieusement toutes les parties suspectes. Mais je ne sais jusqu'à quel point il est logique de suivre la recommandation de Volkmann qui conseille d'employer le couteau à la place de la scie. Cependant, on peut se servir avantageusement du couteau, comme le fait M. Ollier, chez les enfants au-dessous de dix ans dont les os ne possèdent encore qu'une faible densité. Si l'on devait renoncer définitivement à la scie, mieux vaudrait, ce nous semble, adopter la cuillère en acier à bords tranchants, fixée sur un manche en bois, dont on se sert, à Berlin, pour ruginer les os malades. Il serait avantageux peut-être de se servir aussi de l'instrument particulier, appelé *elevatorium*, qu'on emploie, à Berlin, dans tous les cas de résection, et qui, d'après M. Du Pré, facilite singulièrement la besogne. « Il consiste en une simple lame d'acier, droite ou un peu courbée sur le plat, à bords arrondis, et terminée par une pointe mousse ; on s'en sert comme d'un levier en l'introduisant entre l'os et les tissus qui l'entourent, entre l'os et le périoste quand celui-ci peut être décollé ; de cette façon, quand ces tissus ne se détachent pas déjà d'eux-mêmes sans l'intervention du bistouri, ils sont tendus de manière à faciliter beaucoup l'action de celui-ci. L'élevatorium offre pourtant un inconvénient, c'est celui de pénétrer dans les os et de les écraser quand la carie les a réduits à l'état de coque ; cependant, cet inconvénient peut être évité, et se trouve d'ailleurs être bien faible comparativement aux services que rend l'instrument. » (1).

Quant au pansement, il ne présente rien de particulier que la difficulté du drainage, à cause de l'irrégularité de la plaie. M. Lister emploie souvent avec avantage des petits faisceaux de crins de cheval à la place du drain en caoutchouc ordinaire. Cette substitution n'est pas sans quelques avantages.

---

(1) Du Pré, *loc. cit.* page 4.

Reste la grosse question, récemment discutée à la Société de Chirurgie, de la mobilisation hâtive des articulations auxquelles on veut tenter de conserver quelques mouvements. Je me garderai bien de me prononcer à cet égard, la question n'ayant pas reçu de solution définitive. Il me semble cependant que les éminents chirurgiens qui ont pris part au débat n'ont pas suffisamment tenu compte de l'avantage que présente à cet égard le pansement antiseptique qui, écartant le plus souvent toute chance de phlogose, diminue singulièrement la crainte légitime que l'on avait autrefois de voir survenir des accidents inflammatoires formidables.

§ IV

Si les chirurgiens ont toujours considéré les plaies articulaires comme présentant une gravité spéciale, celles qui intéressent le péritoine passaient naguère pour plus redoutables encore. C'est à tel point que la recommandation de ne jamais ouvrir la cavité abdominale *sous aucun prétexte* constituait aux yeux de tous un véritable dogme auquel il n'était fait que de très-rares infractions. La chirurgie contemporaine, fertile en progrès de toute sorte, a eu le privilège de rejeter peu à peu ce précepte dans le domaine des idées surannées et de rendre ainsi de sérieuses chances de guérison à des malades voués auparavant à une mort certaine.

Avant l'apparition des procédés antiseptiques, un grand pas avait déjà été fait dans cette voie. Les américains et les anglais avaient commencé à apprécier l'importance capitale de ce qu'on nomme encore *la toilette du péritoine*, et ils étaient parvenus, les premiers, à réussir fréquemment, grâce à des soins minutieux de propreté, des opérations considérées comme inabordables; celle de l'extirpation des kystes de l'ovaire, par exemple. Depuis que l'on sait appliquer rigoureusement la méthode antiseptique, ces soins de propreté, sans perdre toute importance, se sont singulièrement simplifiés. M. Olshausen, de Halle, est même convaincu qu'en *listérisant*, on n'a plus à se préoccuper, dans l'ovariotomie, d'étendre et de replacer le grand épiploon, pas plus que d'enlever absolument tous les liquides épanchés dans la cavité abdominale. Une partie du contenu du kyste, de la sérosité et du sang peut y être abandonnée lorsqu'on procède antiseptiquement, parce qu'alors ces liquides ne se décomposeront pas, et que, n'étant pas irritants par eux-mêmes, ils seront rapidement résorbés.

Il fallut plusieurs années aux chirurgiens du continent européen pour revenir de la stupéfaction que leur avait causée tout d'abord l'audace des chirurgiens du Nouveau-Monde et de l'Angleterre. Ils ne tardèrent pas cependant à les imiter, non toutefois sans une grande hésitation. Les insuccès étaient nombreux, en effet, et plus d'un fut découragé, dès le début, par une longue série de tentatives malheureuses.

Dans les milieux nosocomiaux, les chances d'infection sont trop grandes pour que la propreté la plus rigoureuse suffise, à elle seule, pour assurer la réussite. Aussi rien ne peut-il mieux démontrer la puissance du pansement antiseptique que les succès inouïs que l'on doit aujourd'hui à son application dans tous les cas nombreux où l'ouverture de la cavité abdominale est nécessaire. Grâce au pansement de Lister, il est bien prouvé à l'heure actuelle que le péritoine ne présente guère plus de chance d'inflammation que les autres organes en général.

a. — Il est donc déplorable que tant d'opérations de hernie étranglée soient encore pratiquées, surtout par les médecins de la campgne, sans que les pauvres malades soient appelés à

jouir des bénéfices de la méthode antiseptique.
Il est sûr, en effet que, grâce à elle, les
chances de péritonite deviennent insignifiantes,
les parties compromises se réparent beaucoup
plus aisément, et l'on peut réduire avec beaucoup plus de sécurité des anses intestinales
présentant un mauvais aspect. M. Lucas-Championnière affirme que, depuis l'année 1877,
époque où il en a commencé l'emploi, *il n'a
perdu que des individus dont l'anse profondément
altérée s'est rapidement perforée.* « J'avais été
assez heureux, dit-il, dans mes opérations de
kélotomie..... mais il ne m'était pas arrivé d'en
guérir six de suite... toutes les opérations que
j'ai faites comprennent uniquement ces·indi-
vidus apportés *tardivement* de jour ou de nuit
à l'hôpital après avoir été soumis ordinairement
à des taxis violents et prolongés. C'est pour
cela que six guérisons consécutives sont remarquables » (1).

Il faut ouvrir largement, de manière à mettre
le sac complètement à découvert, inciser ce
dernier dans toute son étendue, et déterger
sans crainte, et à plusieurs reprises, sa cavité
avec la solution forte. Ensuite, après avoir
débridé, l'anse sera scrupuleusement nettoyée

---

(1) Lucas-Championnière, *loc. cit.* p. 186.

avec la solution faible, puis enfoncée hardiment des l'abdomen.

L'excision du sac, en totalité ou en partie, est une pratique recommandable, en ce qu'elle augmente les chances d'une réunion immédiate parfaite et, par conséquent, de la cure radicale; le pansement ne présente rien de particulier.

Je dois souligner, avant de passer outre, combien il est remarquable que le péritoine puisse supporter sans dommage le contact de la solution forte dont la puissance caustique est cependant assez grande pour attaquer les mains du chirurgien.

En possession du pansement antiseptique, quelques chirurgiens n'ont pas hésité à tenter de nouveau la cure radicale de la hernie, opération sagement abandonnée, depuis fort longtemps, à cause de ses dangers. Le Dr Chiene, d'Edimbourg, le D^r O'Marcy, de Cambridge (Massachusets), le Dr Czerny, le professeur Rossander, de Stokholm, le Dr Reverdin, de Genève, etc., ont publié les résultats heureux qu'ils ont ainsi obtenus. Mais c'est surtout à Socin (de Bâle) que sont dues les observations les plus nombreuses. Ce chirurgien, en effet, a obtenu la cure radicale de la hernie dans 17 cas dont 10 de hernies inguinales et 7 de hernies crurales. Dans aucun cas, il n'y eut de symptômes sérieux, et jamais la plus légère apparence de hernie, bien que, pour quelques-uns, il se soit écoulé un an ou seize mois (1). Toutefois, le professeur Tilanus a communiqué au congrès d'Amsterdam, en 1879, une statistique qui démontre que toutes les tentatives n'ont pas été heureuses.

Il est donc prudent de ne tenter la cure radicale qu'en faisant la kélotomie, profitant ainsi de la nécessité où l'on se trouve d'ouvrir le sac herniaire lorsqu'il s'est produit un étranglement.

Au demeurant, voici le procédé du Dr Chiene : incision du sac ; subdivision du pédicule de la masse épiploïque en petits faisceaux liés avec du catgut ; excision de la masse épiploïque ; réduction des pédicules épiploïques ; résection du sac tout entier ; réunion du collet par des sutures profondes de catgut au voisinage de l'anneau ; puis enfin, sutures superficielles et drainage.

On trouve dans le *British médical journal* l'observation d'une opération de ce genre faite par M. Chiene, que je citerai comme type, etque le *Journal de Médecine et de Chirurgie pratiques* (déc. 1876) reproduit en ces termes :

---

(1) *Langenbck's Archiv. für Klinische Chirurgie*, vol. **XXIV**.

Une femme de 43 ans portait dans l'aine gauche une hernie volumineuse qui l'empêchait de vaquer à ses occupations de domestique. Cette hernie existait depuis 4 ans et n'avait jamais été réduite. Elle mesurait 15 centimètres de hauteur sur 10 de largeur. Pour le contenu, le diagnostic était douteux. Une ponction donna issue à 330 grammes de liquide, puis on sentit des masses dures et irréductibles. Une incision faite sur la tumeur permit de constater qu'il s'agissait bien d'une hernie crurale; elle fut ouverte; on y trouva des masses épiploïques adhérentes entr'elles. Il n'y avait pas d'anses intestinales, mais la communication existait bien, car on attira au-dehors de nouvel épiploon. L'épiploon fut lié par petites portions avec le catgut préparé à l'acide chromique. Quinze ligatures furent appliquées. Au-dessous la masse épiploïque fut coupée. Le sac fut alors réséqué et ses parois suturées avec le même catgut. L'opération fut faite avec toutes les précautions de la chirurgie antiseptique; il n'y eut aucun accident. Le pouls ne battit pas plus de 80, et, le lendemain de l'opération seulement, le pouls monta à 38°. Trois jours après, il était redescendu à la normale. Le 21ᵉ jour, la cicatrice était solide; la malade alla dans une maison de convalescence. Elle est opérée aujourd'hui depuis plus de quatre mois. La guérison s'est bien maintenue. Elle porte par précaution un bandage très-léger et vaque à toutes ses occupations.

Le 23 novembre 1881, M. Périer a lu, à la Société de Chirurgie, un rapport plein d'intérêt sur une observation du Dʳ Lemé, relative à un cas de hernie irréductible dont la *guérison radicale* fut obtenue par la kélotomie *sans excision du sac*, en débridant simplement le collet en trois endroits. On aurait ainsi beaucoup plus de chances de réussite qu'en employant le procédé de Chiene. Il faut reconnaître toutefois, avec M. Périer, que « l'auteur n'a pas attendu assez long-temps pour juger définitivement cette question. »

b. — A son tour, l'ovariotomie a été on ne peut plus heureusement influencée par la méthode antiseptique. Newmann est peut-être le premier qui, en 1872, ait appliqué le procédé de Lister, dans toute sa rigueur, à cette grave opération. Quoi qu'il en soit, il est certain que les chirurgiens allemands n'avaient obtenu que de médiocres résultats en ovariotomie jusqu'au moment où Nusbaum, à Munich, et Volkmann, à Halle, entrèrent résolument dans la voie listérienne, le premier en 1872, et, le second en 1873.

Nusbaum débuta par huit guérisons consécutives, et, trois ans plus tard, à Copenhague, Howitz, adoptant la nouvelle méthode, eut neuf succès au début, tandis qu'il n'avait guère compté jusqu'alors qu'une longue série de revers.

Mais c'est surtout en Angleterre que l'ovariotomie compte ses plus beaux succès. Déjà Spencer Wells était connu dans le monde entier pour sa grande habileté et ses nombreuses réussites, et, il faut tout de suite lui rendre cette justice, que la méthode de Lister n'a ajouté qu'une condition de sécurité de plus aux perfectionnements immenses qu'il a déjà su apporter à l'exécution de l'ovariotomie. Il est du reste le premier à reconnaître les bienfaits de la méthode antiseptique, ainsi qu'on peut s'en rendre compte à la lecture du remarquable compte-rendu que le D*r* Brochin a fait dans la *Gazette des Hôpitaux* (n° du 22 nov. 1879) de son entrevue avec le célèbre chirurgien du *Samaritan hospital* : «.... Les résultats obtenus par nos confrères de Londres sont évidemment des plus encourageants; *ils se seraient*, disent-ils, *sensiblement améliorés, surtout depuis qu'ils appliquent la méthode de Lister dans toute sa rigueur.* »

Voici d'ailleurs la description du mode opératoire qu'emploie M. Spencer Wells : « La malade une fois endormie, il fait sur la ligne médiane une incision en rapport avec le volume de la tumeur, mais toujours aussi petite que possible (de 6 à 8 centimètres en moyenne). Il incise ainsi successivement les diverses couches qui forment la paroi abdominale ; le péritoine est incisé sur la sonde cannelée. Des pinces sont appliquées sur les vaisseaux saignants. Le kyste, une fois mis à nu sur une très-petite étendue, est attiré à l'aide de pinces à griffes, le plus possible en dehors et immédiatement ponctionné ou même incisé avec le bistouri. Dans ce dernier cas, le liquide s'écoule librement sur le tablier de caoutchouc, et, bien que l'ouverture du kyste ne soit faite que sur la partie attirée au-dehors, il tombe forcément du liquide dans la cavité abdominale. Le kyste une fois vidé est maintenu au-dehors de ses adhérences, s'il en existe ; la cavité péritonéale est soigneusement épongée, et, arrivé sur le pédicule, le chirurgien le lie en un ou plusieurs points, suivant sa disposition et son étendue. Les vaisseaux qui donnent du sang et qui ont été pincés sont liés successivement avec le même fil de soie ; la cavité péritonéale est bien épongée de nouveau, le pédicule réduit et les parois suturées. Pendant qu'on fait la suture, une éponge plate est maintenue au-dessous des parois, où elle est laissée jusqu'à la fin de l'opération.

» La suture est faite de bas en haut à l'aide de fils munis, à chaque extrémité, d'une aiguille droite ; chaque aiguille est passée, de chaque côté, à travers le péritoine et la paroi, de dedans en dehors. Les fils ainsi passés, maintenus ensuite par l'aide, sont assez rapprochés les uns des autres et successivement noués. Avant de nouer le dernier, le chirurgien retire l'éponge qui a été placée au-dessous de la paroi, et termine l'opération en liant le dernier fil..... Le pansement est des plus simples et se compose de quelques carrés de gaze phéniquée préparée d'avance, appliquée directement sur le ventre, d'un peu d'ouate, de larges bandes de diachylon maintenant et comprimant tout l'abdomen et d'une ceinture de flanelle. Ce premier pansement n'est levé que le huitième jour, sauf, bien entendu, des indications particulières. Il va sans dire que les instruments dont on va se servir trempent dans une solution phéniquée, qu'un nuage antiseptique couvre le champ opératoire pendant toute la durée de l'opération et que les mains du chirurgien et de ses aides sont complètement lavées dans la solution phéniquée chaque fois qu'il en est besoin.

Et maintenant, un peu de statistique : en 1876, 55 cas d'ovariotomie ont été opérés au *Samaritan hospital* (40 par M. Spencer Wells, 15 par deux de ses assistants, MM. Bantock et Thornton ; 50 de ces cas ont guéri, 5 sont

morts, ce qui donne une mortalité de 10 %.
En comparant tous les cas traités à Londres
depuis neuf ans, on trouve, pour l'hôpital
Guy, 52 %, de mortalité, et, pour les trois
autres grands hôpitaux, 60 %. Les ovariotomies opérées au *Samaritan hospital*, pendant
ces mêmes annés, donnent ensemble une mortalité de 24 %, (1).

Knowsley Thornton, d'abord interne de
Lister, puis assistant de Spencer Wells, a publié dans le *British medical journal* (19 oct. 1878)
un travail très-remarquable dans lequel il rapporte cinquante observations d'ovariotomie qui
ne lui ont donné que 4 morts, grâce à la méthode de Lister, alors qu'il avait eu, avant son
emploi, 8 morts sur 25 opérations.

Keith, chirurgien écossais, a obtenu des
résultats plus merveilleux encore, puisqu'il a
pu compter une série invraisemblable de 41
guérisons consécutives. Les 49 premières opérations faites suivant la méthode antiseptique
rigoureuse ne lui ont donné que 2 morts ; encore ces deux cas présentaient-ils une gravité
telle que ce chirurgien aurait probablement re-

(1) Voy. *Thirtieth annual report fort the year 1876
of the Samaritan free hospital*, London, 1877.

noncé à l'opération sans la méthode antiseptique. Chose bien digne de remarque, Keith, dans ses premiers essais, négligeait la pulvérisation phéniquée; et il obtenait de si médiocres résultats qu'il se laissa décourager et renonça, pour quelque temps, au procédé de Lister. Les succès que je viens de noter sont dûs à l'application *absolue* de cette méthode dont il se décida enfin à suivre scrupuleusement toutes les règles.

Les ovariotomistes anglais reconnaissent tous un avantage sérieux à la réintégration du pédicule dans la cavité abdominale. Busch, de Bonn, professe, d'après Lister, que les ligatures de catgut incluses dans le péritoine n'y déterminent aucun travail pathologique. Le D^r Du Pré l'a vu réduire de la sorte les deux pédicules, après une ovariotomie double comprenant, avec quelques ligatures vasculaires, au moins quatorze ligatures de catgut qui furent toutes résorbées sans accident. Le professeur Veit, de Bonn, agit de même, ainsi que les professeurs Olshausen (de Halle), von Linhart (de Wurzbourg), Billroth, Hégar, etc.

Kœberlé continue, au contraire, à fixer le pédicule en avant des lèvres de la plaie. Il se sert, dans ce but, de petites chevilles en acier, de 10 centimètres de longueur environ et de la grosseur d'une aiguille à tricoter, dont il traverse chacune des parties du pédicule et dont il garnit ensuite les extrémités pour les empêcher de blesser la peau.

Quant au drainage, mieux vaut le faire par la plaie que par le vagin, comme on l'a tenté sans succès. Cette question du drainage péritonéo-abdominal dans l'ovariotonie a été tout récemment l'objet d'une étude très-intéressante faite par M. Labbé et communiquée par lui à l'Académie le 30 novembre 1880. Ce chirurgien rejette le drainage péritonéo-vaginal qui complique inutilement l'opération et ne se prête pas à la pratique du pansement antiseptique, tandis que le drainage péritonéo-abdominal est parfaitement compatible avec l'application rigoureuse de la méthode de Lister. Quant aux indications, le drainage péritonéo-abdominal, selon M. Labbé, doit être appliqué :

1° Lorsqu'il existe, concurremment avec un kyste de l'ovaire, une ascite dont on a lieu de craindre là reproduction ;

2° Lorsqu'il existe des adhérences assez étendues et dont la déchirure donne nécessairement lieu à un suintement séro-sanguinolent consécutif assez abondant.

En France, on s'est enfin décidé à opérer l'ovariotomie d'après la méthode antiseptique.

Déjà d'assez nombreux succès ont été obtenus par plusieurs de nos chirurgiens. M. Terrier a eu 20 cas heureux sur 22 opérations, et M. Périer 8 sur 8. De son côté, M. Péan, le Spencer Wells parisien, n'a jamais compté de séries plus heureuses que depuis deux ans, c'est-à-dire depuis qu'il emploie la méthode de Lister.

c. — L'étranglement interne est un accident des plus formidables, justement redouté du vulgaire qui ne le connaissait encore que sous le nom terrifiant de *Miserere*, et à propos duquel de rares chirurgiens avaient autrefois osé songer à ouvrir le ventre afin d'aller à la recherche de l'anse intestinale étranglée. Il n'en a plus été de même à partir du moment où l'on a su aborder le péritoine sans trembler. Les premières tentatives ont démontré, en outre que, sous la protection antiseptique, les recherches nécessaires, fussent-elles longues, n'exposent pas aux accidents inflammatoires.

On n'en est plus à compter les succès en Angleterre, en Allemagne et en Danemark où la méthode antiseptique s'est généralisée partout. Plusieurs opérations de ce genre ont été réussies également en France. J'ai relevé les suivantes : la première en date est due à M. le Dr Cazin (de Boulogne) qui s'en inspira pour composer un Mémoire très-intéressant sur ce sujet, mémoire qu'il lut à l'Académie le 11 décembre 1877. La seconde, pratiquée le 17 décembre 1877, sur un vieillard de Bicêtre, par le Dr Terrier, fut l'objet d'une communication qu'en fit ce chirurgien à la Société de Chirurgie (*séances du 29 mai et du 5 juin* 1878). La troisième fut faite quelque temps après, encore par M. Terrier assisté de M. Lucas-Championnière, chez une jeune femme de 21 ans accouchée depuis deux mois (1). La quatrième fut pratiquée à Strasbourg, en février 1880, par M. Jules Boecker qui vint en rendre compte à la Société de Chirurgie le 26 mai 1880. La cinquième, qui est fort remarquable, donna lieu à une discussion très-intéressante, le 13 août 1880, à l'Académie de Médecine, où M. Tillaux, suivi de son opéré, vint en faire connaître les détails. La sixième enfin a été exécutée par M. Cazin (de Berck-sur-Mer) qui en communiqua l'observation à la Société de Chirurgie le 2 mars 1881.

On pourrait peut-être joindre à ces exemples de gastrotomie ceux bien connus de *l'homme à la fourchette* de Labbé et du *cocher à la four-*

---

(1) Voy. Lucas-Championnière, *loc. cit.* p. 193.

chette de Montevideo ; l'observation de ce dernier cas, insérée dans le *Nouveau Journal médical*, a été reproduite par la *Gazette des Hôpitaux* (26 mars 1881).

d. — Avec la méthode antiseptique, l'opération césarienne ne doit plus faire reculer les accoucheurs. Sans doute, les conditions sont ici moins bonnes, à cause de la difficulté très-sérieuse qu'il y a à opérer la désinfection de l'utérus et du vagin. Néanmoins, on a déjà obtenu quelques résultats très-encourageants.

L'opération devra être faite d'une manière analogue à celle de l'ovariotomie. L'utérus incisé et la délivrance faite, les lèvres de l'incision seront rapprochées et suturées avec un gros fil de catgut.

En France, il n'a été fait, à ma connaissance, aucune tentative de ce genre. Toutefois, l'opération de Porro, qui n'est autre que l'opération césarienne suivie de l'ablation de l'utérus, a pu être réussie par M. Tarnier en 1879. Voici la relation de ce succès remarquable :

Le 20 mars 1879, une femme rachitique, âgée de 36 ans, primipare, grande de 1 mètre 23 c., avec un bassin dont le diamètre sacro-pubien mesurait 6 centimètres, entrait à la maternité. Le bassin et les

membres inférieurs étaient considérablement défor-
més; les eaux étaient perdues. Le travail avait commencé deux jours auparavant. M. Tarnier fit l'opération de Porro. — Incision de la paroi abdominale;
incision de l'utérus ; extraction de l'enfant mort; extraction du placenta ; hémorrhagie assez violente.
M. Tarnier attira dès lors l'utérus au-dehors; une
broche fut passée au niveau du col utérin, puis une
anse de fil de fer fut serrée au-dessous. L'utérus et
ses annexes placés au-dessus furent réséqués, et le
pédicule fut amené dans l'angle inférieur de la plaie.
La paroi abdominale fut entourée. Le pansement de
Lister le plus parfait avait été exécuté. Le vagin avait
été purifié avec soin, et de même la peau et toutes
les parties de la plaie. La guérison se fit sans en-
combre.

Un mois auparavant, M. Tarnier avait réussi
une opération semblable, et, lorsqu'il communiqua ces deux faits à l'Académie, le 29 juillet,
tout le monde crut qu'il avait été le premier,
en France, à tenter l'opération de Porro. Il
n'en est rien pourtant, puisqu'un Mémoire publié dans le *Lyon médical* par un chirurgien de
Lyon, M. Fochier, établit que l'honneur de
la première tentative lui revient. Il avait, en
effet, mis en usage le procédé de Porro le
3 février 1879, trois semaines avant M. Tarnier.

De son côté, M. Lucas-Championnière a
pratiqué, depuis lors, à l'hôpital, l'opération

de Porro quatre fois, avec deux succès pour la mère et quatre enfants venus vivants dont deux ont succombé ultérieurement. Les quatre femmes présentaient des bassins rachitiques avec diamètre conjugué de 6 centimètres environ ou au-dessous.

On peut lire la relation des deux opérations heureuses pour la mère dans le n° 30 (13 *mars* 1880) de la *Gazette des Hôpitaux*, telle que M. Lucas l'a rapportée à l'Académie.

En comparant les succès et les revers, M. Championnière fait remarquer qu'il ne partage pas l'avis de ceux qui ont regardé l'opération de Porro comme devant remplacer, dans tous les cas, l'opération césarienne. « La cause de mort, comme dans l'hystérotomie, dit-il, est inhérente à la résection de l'utérus et à sa constriction, et les accidents que l'on observe sont probablement d'ordre réflexe, dûs à l'ébranlement du plexus du ligament large. Par conséquent, à moins de modifications grandes du procédé, l'opération reste d'une gravité menaçante. »

Cette judicieuse réflexion prouve combien le pronostic d'une opération peut être aggravé, en dehors des causes extérieures, par le choc nerveux. En interrogeant les statistiques, j'ai été très-frappé de constater que la méthode antiseptique n'avait amoindri la léthalité des amputations de cuisse que dans des proportions relativement faibles ; et je n'ai pu voir d'autre cause à cette différence que celle-là même que M. Lucas invoque pour l'amputation de Porro.

§ V

Je passerai très-vite sur ce qui concerne les opérations chirurgicales exécutées sur les organes génitaux externes de la femme; non que le sujet soit dépourvu d'un sérieux intérêt, mais parce qu'il a été impossible jusqu'ici d'y appliquer la méthode de Lister dans toute sa rigueur. Comment parvenir, en effet, à faire l'asepsie complète au voisinage du vagin, de l'urèthre et de l'anus?

On a pu néanmoins parer, dans une certaine mesure, aux plus redoutables accidents. Par exemple, l'expérience a déjà démontré que l'on peut écarter les chances d'infection qui sont si menaçantes chaque fois qu'il est indiqué de créer une voie artificielle à travers l'hymen, le vagin ou l'utérus imperforés, en plaçant sur l'ouverture, opérée au milieu de toutes les précautions antiseptiques, d'épaisses couches de gaze phéniquée recouvertes d'un imperméable.

L'emploi d'un tampon vaginal, fait avec de

la charpie phéniquée peut rendre aussi d'assez grands services, dans certains cas.

Quant aux opérations qui se pratiquent sur les organes génitaux internes à travers les parois abdominales, nous avons déjà vu combien la chirurgie contemporaine a perfectionné deux d'entr'elles : l'ovariotomie et l'opération césarienne. L'ablation de l'utérus ou *hystérectomie* (d'autres disent *hystérotomie*) n'a pas tardé non plus à entrer dans la pratique chirurgicale, grâce surtout à l'influence et aux perfectionnements de deux chirurgiens français, MM. Kœberlé et Péan. On trouve à ce sujet des détails extrêmement intéressants dans un article de Billroth inséré, en 1875, dans le *Wiener med. Wochenschrift*. Jusqu'à la fin de 1868, il ne fut publié que 34 laparo-hystérectomies, dont 8 guérisons. Péan raconte, dans un livre écrit en collaboration avec Urdy (1), qu'il fit, de 1869 à 1873, *neuf* hystérectomies dont *sept* guérirent, « résultat inouï, dit Billroth, et certainement regardé comme impossible il y a peu de temps. »

Billroth, séduit, dit-il, par la lecture du livre de Péan, se résout à son tour à tenter l'hystérectomie. Ses deux premières tentatives (1873-1874) furent malheureuses; il réussit à

---

(1) Péan et Urdy — *Hystérotomie*; Paris, 1873.

la troisième (jeune fille de 19 ans, fibrome pesant 17 kilogr.) « En somme, dit Du Pré (1), Billroth a fait jusqu'ici six laparo-hystérotomies, dont deux furent suivies de succès. Toutes les tumeurs de ce genre dans lesquelles on a énucléé les tumeurs hors des parois utérines, ont été suivies de mort; cependant M. Billroth nous disait qu'il ne fallait pas, à son avis, rejeter absolument cette méthode, et qu'il était raisonnable de supposer que, dans le cas d'un ou de deux corps fibreux seulement développés dans la paroi utérine, il y avait lieu d'essayer encore, parce que cette méthode, laissant l'utérus en place, permet de conserver à la femme son aptitude à la parturition. »

Le 14 octobre 1879, M. Tillaux monte à la tribune de l'Académie et s'élève contre la décision prise par cette assemblée en octobre 1872, époque où Demarquay, faisant un rapport sur diverses communications de MM. Kœberlé et Boinet relatives à l'application de la gastrotomie au traitement des fibromes utérins, *concluait que cette opération ne devait pas être pratiquée* et parvenait à faire adopter ses conclusions, malgré les réserves faites par M. Richet. M. Tillaux rappelle que, malgré cette proscription, plu-

----

(1) Du Pré, *loc. cit.* p. 187.

sieurs opérations d'hystérectomie ont été pratiquées et réussies depuis lors; il cite l'observation que M. Péan eut, malgré tout, le courage de communiquer à l'Académie, en 1877, et déclare formellement que la gastrotomie appliquée au traitement des fibromes intra-utérins est une opération *qui déjà doit prendre rang et a pris rang* dans la pratique chirurgicale. Pour lui, les trois indications formelles sont : 1° les métrorrhagies incoercibles qui menacent la vie des malades; 2° les douleurs intolérables qui rendent la vie des plus pénibles; 3° l'occlusion intestinale.

A l'appui de sa thèse, M. Tillaux présentait une femme qu'il venait d'opérer heureusement, obéissant à la première de ces indications. L'opération avait été pratiquée le 17 avril 1879, dans un pavillon spécial de l'hôpital Lariboisière, avec l'assistance de MM. Périer, Lucas et Marchand.

M. Tillaux employa la méthode de Lister. Il fit une incision, en contournant l'ombilic, de 18 centimètres de longueur; il rencontra quelques adhérences qu'il put facilement déchirer avec la main. La malade avait eu, en effet, à plusieurs reprises, quelques poussées de pelvi-péritonite. Il trouva les deux trompes sur les côtés, qu'il lia avec des fils de catgut et coupa, en laissant les ovaires. Ceci fait, il fit basculer la tumeur

de façon qu'elle vînt s'appliquer sur le mont de vénus
de la malade. A l'aide de trois broches passées en
croix au-dessus du pédicule de la tumeur, il put fixer,
à ce niveau, un gros lien métallique qu'il serra avec
le serre-nœud de Cintrat, puis il sectionna la tumeur
au-dessus de ce lien. Il appliqua quelques fils de
catgut sur les points saignants, fit la toilette du péritoine, et referma le ventre en fixant le pédicule à
l'angle inférieur de la plaie. — Il n'y eut pas d'accidents consécutifs.... La tumeur que M. Tillaux met
sous les yeux de l'Académie pèse 2 kilogrammes.

Les paroles de M. Tillaux ne restèrent pas
sans écho. Séance tenante, M. Duplay déclara
s'associer sans réserve à son opinion, et ajouta
qu'il avait pratiqué lui-même deux fois l'hystérectomie. Une de ses malades, complètement
guérie, portait un fibrome deux fois et demie
gros comme celui que venait de présenter
M. Tillaux. « Je présenterai, dit-il en terminant, dans la prochaine séance, la malade
qui a subi cette opération. »

La cause était gagnée. La plupart des chirurgiens pratiquent aujourd'hui l'hystérectomie
et réussissent fréquemment à sauver des malades vouées auparavant à la mort ou tout au
moins à une vie misérable. Il faut remarquer
toutefois que la plupart réduisent le pédicule,
comme pour l'ovariotomie. Conseillée en France
par M. Lucas-Championnière, cette pratique

à trouvé en M. Labbé un avocat éloquent et convaincu (1).

Depuis lors d'assez nombreux exemples de réussite ont été publiés. Citons seulement une observation de M. Dezanneau, d'Angers (*oct.* 1879), une autre de M. Queirel, de Marseille (*novemb.* 1879), qui a eu trois succès sur quatre opérations (2), et enfin celle dont M. Terrier donnait lecture à l'Académie le 15 mars 1881.

M. Duplay a fait (*oct.* 1879) le relevé statistique des opérations d'hystérectomie pratiquées dans ces dernières années ; leur nombre s'élevait alors à 113, dont 50 suivies de guérison. Ces cas se décomposent ainsi :

Cysto-fibromes............... 41 cas, 22 guérisons,
soit 46,4 % de mortalité.
Fibromes sans ablation de l'utérus, 17 cas, 5 guérisons,
soit 70,5 % de mortalité.
Fibromes avec ablation de l'utérus, 55 cas, 23 guérisons,
soit 58 % de mortalité.

L'ablation des tumeurs fibro-cystiques est donc moins dangereuse que celle des fibromes

----

(1) Voy. *Comptes-Rendus de la Société de Chirurgie*, séance dn 15 oct. 1879.
(2) Voy. *Gaz. des Hôp.* du 8 avril 1880,

avec l'utérus et surtout que celle des fibromes sans l'utérus.

Comparée à cette statistique générale, la statistique particulière de M. Péan est infiniment supérieure puisqu'elle se traduit par 28 guérisons sur 38 cas, c'est-à-dire par 26, 3 °/. de mortalité seulement.

Ces résultats se passent de commentaires, et, tout en m'associant de grand cœur aux paroles émues par lesquelles M. Verneuil, du haut de la tribune (1), a flétri ce qu'il nomme « la folie opératoire » qui entraîne parfois certains chirurgiens à intervenir prématurément, alors que l'indication n'est pas formelle, je suis heureux de constater avec ce Maître que la résistance prudente de l'Académie est aujourd'hui vaincue et que « l'hystérectomie, comme l'ovariotomie, sont des opérations acquises et qui resteront. »

§ VI

a. — *Résection de l'estomac.* — Proposée pour la première fois, il y a 70 ans, par Merrens, jeune chirurgien allemand, cette opération ne

______

(1) *Acad. de Méd.*, séance du 28 oct. 1879.

fut jamais exécutée et resta dans un oubli complet jusqu'au moment où les succès inespérés dûs à la chirurgie antiseptique ont semblé justifier toutes les audaces. Dans ces derniers temps, en effet, l'idée a été reprise par deux autres chirurgiens allemands, MM. Gussenbauer et Winiwarter. Mais elle était encore restée dans les nuages de la théorie jusqu'au moment où elle fut tentée pour la première fois, en 1879, par M. Péan, chirurgien de l'hôpital Saint-Louis.

Plus récemment, Rydygier a fait la même tentative chez un vieillard de 70 ans « porteur d'une tumeur stomacale qui avait donné lieu dans les dernières semaines à des vomissements nocturnes quotidiens, qui duraient jusqu'à évacuation complète de l'estomac, bien que cet homme ne se nourrît plus que de soupes. Aussi sa faiblesse était telle qu'elle faisait redouter une mort prochaine. C'est dans ces conditions que l'opération fut pratiquée le 16 novembre dernier (1880).

Dans un premier temps la paroi abdominale fut incisée couche par couche, depuis l'appendice xyphoïde jusqu'à l'ombilic, et les lèvres de la plaie péritonéale furent suturées avec du catgut. aux lèvres de la plaie tégumentaire. — Dans un second temps la tumeur qui occupait également le pylore fut attirée le plus possible hors de la cavité abdominale. La portion à extirper fut séparée du reste de l'estomac à l'aide d'un compresseur élastique imaginé par l'auteur, après ablation des parties avoisinantes du grand et du petit épiploon. Un autre compresseur élastique fut appliqué sur le duodénum, — Après un lavage minutieux des parties mises à nu, la portion carcinomateuse fut excisée, ce qui occasionna une perte de sang considérable, les fils en catgut glissant le long des vaisseaux ligaturés. Dans un quatrième temps les lèvres de la plaie duodénale furent réunies à celles de la plaie stomacale, toujours à l'aide de sutures au catgut, au nombre de soixante. — Enfin dans un cinquième temps, la plaie tégumentaire fut suturée à son tour et recouverte du pansement de Lister (1).

Le résultat de l'opération fut malheureux, et le malade succomba dans le courant de la nuit qui suivit l'opération. La mort parut devoir être attribuée à l'état d'épuisement dans lequel le malade était tombé, l'autopsie n'ayant révélé aucune trace de péritonite. Quoi qu'il en soit, j'ai cru devoir citer cette observation, surtout au point de vue du manuel opératoire non encore arrêté.

Au commencement de cette année, Billroth,

---

(1) Observation reproduite, d'après la *Gaz. méd.* de Paris, par la *Gaz. des Hôp.*, n° du 7 mai 1881.

à son tour, a pratiqué deux fois la même opération, la première avec succès.

Il s'agit, dans ce cas heureux, d'une femme
de 43 ans, atteinte, depuis déjà un certain
temps, d'un cancer de l'estomac au niveau du
pylore.

La paroi abdominale fut incisée parallèlement au
rebord des fausses côtes droites, immédiatement au-
dessus de la tumeur, comme s'il se fût agi de la gas-
trostomatomie. Après l'incision des téguments et du
péritoine, on aperçut la tumeur recouverte par l'épiploon et adhérente au colon transverse. On l'isola de
ces parties; un ganglion carcinomateux fut extirpé et
l'on constata qu'il s'agissait d'un carcinome étendu
au fond de l'estomac et au pylore. — Le Dr Billroth
ne voulut pas cependant se résoudre à abandonner
l'opération en fermant la plaie abdominale; il préféra
pratiquer l'extirpation de la tumeur, ou plutôt la résection d'une partie de l'estomac. Il fut obligé, en
effet, pour isoler la tumeur, de faire, d'une part, l'incision de l'estomac vers le milieu de la petite courbure et, d'autre part, une incision au-dessous du
pylore, dans la partie saine du duodénum. — La suture du moignon gastrique et du moignon duodénal
put se faire avec la plus grande facilité au moyen des
sutures, qui avaient été préalablement disposées au-
dessus et au-dessous de la tumeur. De plus, on put
apprécier que la rétraction de la portion conservée de
l'estomac était immédiate et assez complète pour
permettre l'adaptation de la surface de section de
l'estomac et de celle du duodénum; de telle sorte

que, après l'opération, il restait, en définitive, un estomac très-rétréci et singulièrement amoindri, mais perméable. La suture de l'abdomen ayant été faite, on appliqua le pansement antiseptique sans tube à drainage.

Le deuxième jour après l'opération, la malade prit de la nourriture par la bouche; au huitième jour, les sutures de la paroi abdominale furent enlevées. Quant aux sutures viscérales, il ne peut être affirmé avec précision si elles ont été extraites en même temps, ou bien si elles sont restées enkystées, ou bien encore si elles sont tombées dans l'estomac de nouvelle formation. Quoi qu'il en soit, *quinze jours après l'opération, la malade était vivante, prouvant ainsi la possibilité de réséquer avec succès une partie de l'estomac.* (1).

L'autre opération de Billroth, pour avoir eu un résultat fâcheux, n'en est pas moins à noter.

Il s'agit d'une femme âgée de 39 ans, atteinte d'un cancer du pylore. L'organe avait été perforé par le néoplasme et l'estomac était adhérent par sa face antérieure à la paroi abdominale, ce qui ajouta aux difficultés de la résection. L'opération dura, en tout, deux heures et demie. Le lambeau extirpé mesurait dix centimètres de long sur six de large. Cinquante-

---

(1) *Gazette hebdomadaire*, reproduction in *Gaz. des Hôp.* du 2 avril 1881.

huit points de suture maintenaient en contact le duodénum et la portion restante de l'estomac. Dans les quatre premiers jours qui suivirent l'opération, on n'eut à constater ni signes de péritonite ni réaction fébrile. Mais des vomissements incoercibles survinrent et rendirent vaines toutes les tentatives que l'on fit d'alimenter la malade. Tout ce qu'on lui faisait prendre était rejeté trois ou quatre heures plus tard, mélangé de suc gastrique très-acide et de bile. — Ces vomissements, attribués à l'imperméabilité du pylore et en partie aussi à la gêne apportée aux mouvements péristaltiques de l'estomac par des adhérences cicatricielles, décidèrent M. Billroth à inciser une nouvelle fois la paroi abdominale dans l'espoir de vaincre l'obstacle à la progression des aliments. Cette nouvelle opération eut lieu six jours après la première. La malade succomba trente heures plus tard à l'inanition; car on ne trouva, à l'autopsie, ni péritoine généralisée, ni aucune autre complication capable d'expliquer le dénouement fatal. (1).

En somme, un succès sur quatre. C'est peu, sans doute; mais n'est-ce pas assez pour attendre mieux de l'avenir ?

b. — *Traitement des abcès.* — Je n'insisterai guère sur le traitement des abcès aigus traités antiseptiquement, l'opinion étant déjà faite

---

(1) *Gaz. méd. de Paris*, reproduction in *Gaz. des Hôp.* du 7 mai 1881.

là-dessus. Ce qu'il y a surtout de remarquable, c'est qu'après l'incision, large ou petite, le tube à drainage ne laisse plus écouler qu'un liquide séro-purulent à la place du pus évacué, et cela, sans qu'il soit besoin, la plupart du temps, de modifier la surface de la poche par des injections antiseptiques. Il suffit d'exercer une compression modérée pour obtenir une cicatrisation si rapide qu'on pourrait presque dire qu'elle se fait par première intention. Seuls, les panaris, les anthrax et les phlegmons de la main doivent être largement détergés, après l'ouverture, avec la solution phéniquée forte.

Même remarque pour les abcès froids dont les parois doivent être même cautérisées, dans certains cas, par l'injection d'une solution de chlorure de zinc au $1/12$. Il est, en outre, nécessaire quelquefois de labourer la poche avec la curette de Volkmann.

Quant aux abcès par congestion, loin de les considérer, avec nos devanciers, comme de véritables *noli me tangere*, on n'a plus rien à craindre, en les ouvrant, des complications formidables que ne manquait guère de produire autrefois l'introduction de l'air dans leur intérieur. Sans doute, on ne guérit pas ainsi la lésion primitive, et, par conséquent, on ne

tarit pas la source du pus ; mais on écarte du
moins les dangers que la tension de ce liquide
dans un espace trop restreint fait courir au malade, en provoquant des fusées purulentes,
des décollements, etc. On a ainsi la chance
de voir l'affection qui constitue le point de départ de l'abcès, s'atténuer progressivement,
et la guérison s'opérer lentement, sans fièvre
ni complication chirurgicale. Mais il faut surveiller sans relâche l'état du malade, faire les
pansements avec un soin minutieux, veiller à
l'entretien d'un drainage méthodique, et,
comme le traitement est des plus longs, se
bien garder de faire l'ouverture à côté d'une
source de putréfaction.

Il est enfin une catégorie d'abcès, heureusement très-rare dans nos climats, dont l'évacuation sous la protection antiseptique a produit
des résultats merveilleux. Je veux parler des
abcès du foie. M. Rochard a fait à ce sujet une
communication des plus intéressantes à l'Académie, le 26 octobre 1880, ainsi qu'au Congrès
de Reims. Dès que la présence d'un abcès est
soupçonnée, on pratique une ou plusieurs ponctions exploratrices avec l'aiguille et l'aspirateur
de Dieulafoy, jusqu'à ce qu'on ait découvert
le foyer purulent. Celui-ci étant trouvé, on fait
une large incision avec le bistouri dirigé le long

du trocart, et, le pus complètement évacué, on lave le foyer au moyen d'une injection phéniquée au dixième; on place ensuite un gros tube à drainage et l'on applique le pansement antiseptique. La guérison s'obtient en quinze jours ou trois semaines. Grâce à cette méthode, la mortalité, autrefois de 9 sur 10, n'est plus que de 1 sur 10; tel est le résultat obtenu dans l'Inde par les chirurgiens de la marine anglaise.

Le sujet de cette très-intéressante communication a été fourni à M. Rochard par la relation que lui a faite le Dr Louis Stromeyer-Little, médecin de l'hôpital de Shang-Haï, et par un de ses opérés, le Dr A...., médecin de première classe de la marine.

c. — *Kystes synoviaux*. — Encore nommées *ganglions*, ces tumeurs, très-communes au poignet, ont été considérées par les uns comme des tumeurs des gaînes tendineuses, par d'autres comme des tumeurs des bourses séreuses, par d'autres comme des productions particulières du tissu cellulaire (Boyer, Richerand), par d'autres enfin comme des hernies synoviales à travers des éraillures aponévrotiques (Bégin). Quoiqu'il en soit, leur ouverture était fort redoutée, à cause des accidents formidables qu'entraînait fréquemment cette petite opération : phlegmon diffus, fusées purulentes, et, finalement, pyohémie. La méthode sous-cutanée avait atténué, il est vrai, la gravité du pronostic. Mais la sécurité n'a été garantie que par le pansement antiseptique. « L'ouverture des grands kystes à grains riziformes du poignet, autrefois si redoutée, a été faite d'une façon presque banale ; on a bien vidé le kyste, on l'a clos et suturé, et rapidement le malade a été guéri. » (1).

Voici une observation que l'on peut citer comme type ; elle est prise à la clinique du professeur Dubrueil, de Montpellier :

Le malade est endormi et M. Drubrueil procède à l'opération sous le spray. Une incision transversale divise le kyste, qui est rempli d'un liquide albumineux mêlé à du pus ; on vide rigoureusement le kyste, on lave avec de l'eau phéniquée à 5 °/₀ et on réunit les bords de la plaie au moyen de quatre points de suture en fil d'argent, après avoir placé au fond de la plaie un drain que l'on fait ressortir par l'angle cubital ; on applique alors le pansement de Lister. — Le lendemain, le malade n'a aucune réaction ; il nous affirme qu'il n'a pas souffert. Après avoir enlevé le pansement, on voit une plaie de très-bon aspect et sans trace de suppuration ; on laisse le drain pour faire des

---

(1) Lucas-Championnière, *loc. cit.* p. 235.

injections d'eau phéniquée; puis on applique le pansement de Lister. — Le deuxième jour, on enlève trois points de suture. Le troisième jour, la plaie paraissant réunie, on enlève le dernier point de suture; on continue le pansement antiseptique de Lister pendant huit jours, et, quinze jours après l'opération, le malade sortait de l'hôpital parfaitement guéri, avec une cicatrice linéaire, et sans avoir jamais eu un seul moment de réaction. (1).

M. Dubrueil n'est cependant pas le premier chirurgien français qui ait tenté l'opération des kystes synoviaux par la méthode de Lister. Cet honneur revient à M. Nicaise qui vient de publier, dans la *Gazette des Hôpitaux* (2), deux remarquables opérations tirées de sa pratique et dont la première remonte au 26 mars 1881. Les réflexions dont elles sont accompagnées présentent un grand intérêt au point de vue anatomo-pathologique. Pour le chirurgien de l'hôpital Laënnec, les tumeurs en question sont bien dues à l'inflammation des gaines tendineuses, et non au développement de bourses séreuses ou à la formation de kystes indépendants. Quant au contenu de ces tumeurs, l'examen histologique lui a fait constater, dans

---

(1) *Gaz. hebdom. des Sc. méd. de Montpellier*, n° du 14 Mai 1881.

(2) N° du 6 oct. 1881

l'une l'existence de grains fibrineux de formes variées engendrées par les parois de la cavité, dans l'autre des végétations et des excroissances accompagnant les grains riziformes ; dans aucun cas, il n'y avait trace de tissu conjonctif.

Le 12 octobre 1881, la question du traitement de la synovite tendineuse par l'incision et le pansement de Lister a donné lieu, à la Société de Chirurgie, à une très-intéressante discussion au sujet d'une nouvelle observation communiquée par M. Notta (de Lisieux).

Enfin Boeckel (de Strasbourg) vient de faire connaître les résultats de sa pratique à ce sujet. Pour lui, les kystes synoviaux prennent naissance dans des espèces de follicules synoviaux articulaires, oblitérés et dilatés par un liquide visqueux, rappelant la synovie ; leur cavité conserverait fréquemmeni un point de communication avec les articulations. Ce chirurgien en pratique l'extirpation complète en procédant comme il suit : « 1° Mettre le kyste à nu par une dissection attentive ; 2° le ponctionner avec le bistouri pour en faire écouler le contenu ; 3° le lier avec du catgut au niveau de son pédicule et l'extirper. » (1). Il importe de s'attacher

---

(1) Voy. *Gaz. des Hôp.* du 7 janvier 1882.

à faire une hémostase aussi parfaite que possible afin d'éviter la pénétration du sang dans l'articulation voisine en cas de communication, de ménager avec soin les gaines tendineuses et de suturer au catgut la synoviale articulaire, si on l'a ouverte, afin d'éviter la pénétration de l'air et la suppuration ; on écartera le plus souvent cet accident en ponctionnant le kyste par son sommet, le vidant, appliquant une ligature circulaire au catgut sur son pédicule et excisant la poche au-devant de la ligature. La réunion et le drainage sont nécessaires, à la condition d'enlever le drain au bout de vingt-quatre heures. On fait le deuxième pansement au bout de cinq ou six jours : « La plaie est en général guérie ou à peu près en ce moment, et il suffit de la garantir par un simple pansement protecteur au coton. L'immobilisation au moyen d'une attelle de bois garnie de ouate, recouverte d'une feuille de gutta-percha, me paraît un utile adjuvant de l'opération. » Suivent six remarquables observations tirées de sa pratique en 1881.

d. — *Cure radicale des varices.* — L'infection purulente a été trop souvent la suite des tentatives de ce genre pour que la chirurgie n'eût prudemment mis son veto sur elles. Avec la méthode antiseptique la chirurgie des veines semble appelée à de grands progrès. La supériorité incontestable du catgut sur les anciens fils à ligature n'est pas ici le moindre des éléments de réussite. Le catgut, en effet, coupe la tunique interne des vaisseaux ; mais il respecte la tunique externe et la soutient jusqu'à ce qu'il soit résorbé : avantage inappréciable, puisqu'il met à l'abri des hémorragies secondaires, tandis que l'application rigoureuse du pansement antiseptique garantit le chirurgien contre la pyohémie.

En ce qui concerne la cure des varices, trois procédés ont été mis en usage : le premier, qui est de Lucas-Championnière, consite à porter une seule ligature sur le tronc veineux variqueux ; il a été utilisé pour la première fois par son auteur lui-même, en 1876. — Le second est de Schede ; ce chirurgien fait deux ligatures et sectionne la veine entre elles. — M. Risel, de Halle, auteur du troisième procédé, fait aussi deux ligatures ; mais il opère ensuite la résection du tronc veineux compris entre les deux ligatures. Cette pratique a été imitée par Annandale qui a fait insérer dans le *British medical journal* (21 *juin* 1879) une observation très-remarquable ; les troncs veineux réséqués n'avaient pas moins de 16 pouces de longueur, 10 en bas et 6 en haut de la jambe.

e. — *Thyroïdectomie.* — En 1870, la thyroïdectomie venait à l'ordre du jour de l'Académie et Velpeau condamnait cette opération en la traitant de témérité chirurgicale. Les tentatives infructueuses faites jusqu'alors ne légitimaient que trop cette proscription. Mais il s'est opéré depuis lors une transformation complète dans les idées des chirurgiens à cet égard, grâce aux succès, déjà nombreux, que la méthode antiseptique a permis d'obtenir dans ces derniers temps. Billroth, Kocher, Terrillon, Tillaux, Monod, et, tout récemment, Richelot, ont publié d'intéressantes observations qui prouvent la possibilité de réussir le plus souvent cette opération autrefois formidable.

Je crois utile de résumer ici l'observation de M. Richelot (1), la croyant de nature à fixer les idées au point de vue du manuel opératoire. Il s'agissait d'une femme de 25 ans, savoisienne, qui portait, depuis l'âge de 11 ans, un goître trilobé ayant provoqué à la fin une dyspnée intense, de la dysphagie et un affaiblissement notable de la voix.

____

(1) Voir *Comptes-Rendus de la Soc. de Chir.*, séance du 16 nov. 1881.

Opération pratiquée le 8 septembre 1881 : incision à convexité inférieure. Le chirurgien, ayant disséqué le lambeau avec le bistouri, dégagea assez aisément la tumeur. Les trois lobes furent successivement disséqués ; des pinces hémostatiques étaient placées à mesure sur les gros vaisseaux ouverts, puis aussitôt remplacés par des ligatures ; les thyroïdiennes furent sectionnées entre deux ligatures. L'ablation de la tumeur terminée, on substitua des fils de catgut aux fils de soie. Le lambeau fut suturé avec des fils d'argent. On laissa trois orifices dans lesquels on plaça des drains. L'opération n'avait pas duré moins de deux heures. Pansement de Lister. — Pas d'inflammation de la plaie. Ablation des fils cinq ou six jours après l'opération. La malade se lève le 24 septembre. Aphonie persistante d'abord ; puis retour progressif de la voix. Tous les autres phénomènes ont également disparu et la guérison est complète.

f. — *Applications à la chirurgie oculaire.* — Tandis que la chirurgie générale mettait à profit les pratiques de la méthode antiseptique, la chirurgie oculaire ne devait pas rester en arrière et faire fi des nouvelles méthodes de pansement. Aucune hésitation ne pouvait arrêter les spécialistes en ce qui concerne les opérations qui se pratiquent sur les paupières, les voies lacrymales et l'orbite ; aussi à l'heure qu'il est, tous les ophthalmologistes emploient-ils avec succès l'acide phénique, l'acide borique ou la vaseline dans tous les cas où il s'agit de prévenir la suppuration des conduits lacrymaux, de la cornée, des paupières, etc., ou de tarir les abcès déjà formés, de modifier leurs sécrétions et d'en empêcher l'absorption. Mais l'œil, avec sa structure délicate, ne serait-il pas impressionné d'une manière fâcheuse par les agents antiseptiques lorsque l'intervention chirurgicale se produit non plus à sa surface, mais dans sa profondeur même? Tel est le problème difficile qui vient de se poser au Congrès de Londres, spécialement au point de vue de l'opération de la cataracte.

On peut conclure de la discussion si intéressante à laquelle ont pris part MM. Bowmann, Critchett, Donders, Horner, Pflüger, Snellen, Weber, Galezowski, Knapp, de Wecker, Warlomont, etc., que la grande majorité des ophthalmologistes emploient et préconisent la méthode antiseptique en pareil cas. Toutefois le spray, l'acide phénique même ne sont pas absolument approuvés par tous, et il serait encore difficile de démontrer qu'il existe un agent antiseptique dont l'usage ne présente aucun inconvénient dans certains cas. Enfin l'habileté de l'opérateur et le choix du procédé opératoire ont ici une importance capitale qui est presque nulle dans la chirurgie ordinaire, et nous concluons avec M. Horner que « l'antisepsie est nécessaire pour ceux qui font leurs premières armes ; elle est indispensable dans les hôpitaux encombrés ; l'opérateur expérimenté peut sans elle avoir une bonne statistique ; avec elle, il aura des garanties plus étendues. »

TABLE DES MATIÈRES

————{★}————

TOULOUSE, IMPRIMERIE PINEL, PLACE LAFAYETTE.